LiSAコレクション

ABCD sonography
あなたもできる！
病態生理の"ナゾ解き"超音波テクニック

● 編集
鈴木 昭広 東京慈恵会医科大学 麻酔科学講座
野村 岳志 東京女子医科大学 集中治療科

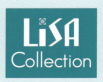

メディカル・サイエンス・インターナショナル

ABCD Sonography: Point-of-care Ultrasound Technique for "ABCD"
Pathophysiologic Assessment
First Edition
by Akihiro Suzuki and Takeshi Nomura

© 2017 by Medical Sciences International, Ltd., Tokyo
All rights reserved.
ISBN 978-4-89592-899-1

Printed and Bound in Japan

まえがき

ABCD sonography の
夜明け

 筆者は，麻酔科医スペシャリティの一環として，救急・集中治療を学ぶ5年間の修行を行った。その期間に，心臓手術の経食道心エコーで培った知識を，救急・集中治療も含めた急性期医療で，何か有効活用できないかと考えた末，麻酔科医が最も得意とする，気道・呼吸・循環と超音波をくっつければ，飛躍的に臨床スキルが向上する，と思うに至った。
 その大きなヒントは，外傷初期診療ガイドラインで用いられる出血性ショック診断のための focused assessment of sonography for trauma（FAST）であり，出血の「ある」「ない」をパッと見で迅速に判断する，いわゆる YES/NO エコーである。

血行動態を捉える

 麻酔科医・救急医・集中治療医など，急性期疾患を扱う者は，時に確定診断よりも，病態の判断と対処を行い，まず患者を安定化させることが優先される場面に多々遭遇する。状態の悪い患者を前に，左室駆出率（LVEF）が10％なのか35％なのか，定量的に評価することは無意味である。それよりも，心機能のよしあし，循環血液量の過不足，チャンバーサイズの大小，明らかな形態学的異常の有無を確認して，ショックの本態は心原性か，閉塞性か，循環血液量減少性か，血流分布の不均等に起因するのか，のヒントを得るだけで，診療の方向性は大きく変化する。
 実際に，デンマークの麻酔・集中治療医 Dr. Erik Sloth らは，focus assessed thoracic echo（FATE）というプロトコルを1989年に考案し，出血性以外のショックを考えるヒントを提供している（Eur J Anaesthesiol. 2004 ; 21 : 700-7）。

気胸を見つける

さて，先述したFASTでは，外傷ショックの90％を占める出血性ショックを検索し，残された閉塞性ショックのうち，心タンポナーデも探す。ところが，筆者が救急・集中治療を学んだ5年前，同じく外傷で生じやすい閉塞性ショックのうちの緊張性気胸や，外傷に伴い起こり得る気胸に関しては，非常に歯切れが悪くテキストで述べてあるだけで，ほとんど指導を受けなかった。また日本では，気胸の超音波に関する書物も文献もほとんど皆無であった。そこで，肺切除術を行う患者は麻酔中に開胸された際，必ず人為的な気胸となっていることから，術中に超音波プローブを当てて，所見の習得を試みていた。

そんな折，Lichtensteinが20年以上も前から肺エコーに取り組んでいた（Chest. 1995；108：1345-8）ことを知り，また2011年 New England Journal of Medicine誌のpoint-of-care ultrasoundのレビュー（N Engl J Med. 2011；364：749-57）掲載を受けて，肺エコーは一躍，最先端のテクニックとして注目されるに至った。

気道を評価する

麻酔科医の得意なABC…と，いってはみたものの，なんとBとCはすでに先人により開拓済みであった。そこで，自らのライフワークである気道の分野だけは負けたくない，と気道の描出にも取り組んだ。始めた頃は高周波数のプローブがなく，ぼんやりとしか見えないなか，苦労を重ねた。次第に高周波プローブが利用可能になり，画質は向上し，慣れていなくても，誰でも画像を描出できる時代が訪れている。

緊急の輪状甲状靱帯穿刺・切開や経皮拡張法による気管切開をする際に頸部解剖を把握するための超音波，気管挿管を確認するための超音波などを含めた気道エコーは，術前の気道解剖の評価を行うperioperative evaluation of the airway via sonography（PEAS）プロトコルという形になった。共同研究者である田中博志は，2014年の日本麻酔科学会の最優

秀演題賞，2014年のNeuro Anesthetic Monitoring研究会のcompetitionで1位を獲得するなど，筆者らの試みは一つの形となったと考えている。

利用方法はさらに広がる

ABC以外にも，Dysfunction of central nerve systemとしての視神経鞘エコーと脳虚血に深くかかわる頸動脈エコー，周術期に避けて通れないdeep vein thrombosisや，さらに，術後の排尿障害であるpost-operative urinary retention（POUR）と関連が深い膀胱エコーや，術前経口補水の効果とフルストマックの状況を判断するための胃エコーなど，ABCにかこつけて，超音波のさまざまな可能性を本書では解説する。

基本構想から7年で，ABCD sonographyは爆発的な広がりをみせつつある。2014年からは，ハンズオンセミナーも全国展開中である（スケジュールなどは，http://abcd-sonography.org 参照）。その流れのなかで2015年にLiSA誌上で，『ABCD sonography』という連載を掲載した。本書はその記事をもとに制作されたものである。Part 1は記載記事をもとにしているが，それぞれの章で，大幅に加筆し，画像も多く追加した。また，Part 2とPart 3は，ほぼ全面書き下ろしである。

これにより本書を通読いただければ超音波検査の所見から患者の病態生理を読み解き，周術期管理に生かす術をご理解いただけることと思う。

　難しいことは何もない。プローブさえあれば，いつでも，どこでも，誰でも実施でき，知っていると知らないでは大きな差が出る"お手軽超音波手法"として，今後の診療に大きく役立てていただきたい。

2017年8月

編者を代表して

鈴木 昭広

編　集

鈴木 昭広	東京慈恵会医科大学 麻酔科学講座
野村 岳志	東京女子医科大学 集中治療科

執筆者（掲載順）

大宮 浩揮	広島市立広島市民病院　麻酔集中治療科
田中 博志	旭川医科大学 麻酔・蘇生学講座
小山 洋史	自治医科大学附属さいたま医療センター 救急科
吉田 拓生	東京慈恵会医科大学 麻酔科学講座 集中治療部
貝沼 関志	稲沢市民病院 麻酔・救急・集中治療部門／名古屋大学医学部附属病院 外科系集中治療部
西周 祐美	横浜市立大学大学院医学研究科 生体制御・麻酔科学
下出 典子	兵庫医科大学病院 手術センター
福井 公哉	東京女子医科大学 集中治療科
野村 岳志	東京女子医科大学 集中治療科
櫻谷 正明	JA 広島総合病院 救急・集中治療科
山口 嘉一	横浜市立大学大学院医学研究科 生体制御・麻酔科学
亀田 　徹	安曇野赤十字病院 救急科
矢鳴 智明	福岡東医療センター 麻酔科
二階 哲朗	島根大学医学部附属病院 集中治療部
森　英明	島根大学医学部附属病院 麻酔科
小室 哲也	湘南鎌倉総合病院 集中治療部
渡邊 　至	横浜市立大学大学院医学研究科 生体制御・麻酔科学
鈴木 昭広	東京慈恵会医科大学 麻酔科学講座
山田 直人	岩手医科大学医学部 麻酔学講座
秋吉 浩三郎	九州大学病院 麻酔科蘇生科
小高 光晴	東京女子医科大学東医療センター 麻酔科
瓦口 至孝	市立奈良病院 麻酔科

Contents

まえがき………iii

Part 1 何がどう見えるのか

1章 描出設定とノボロジー，プローブの特徴
最適な画像を得るために，各種設定を調節してみよう………3

2章 Airway：気道エコー
空気が織りなす虚像と実像から気道を観察しよう………13

3章 Breathing：肺エコー
肺も超音波で診る時代，ベッドサイドで活用しよう………27

4章 Circulation：FATE
緊急病態の把握に役立つFATEをやってみよう………41

5章 Dysfunction of CNS：視神経鞘エコー
ベッドサイドで非侵襲的にICPをモニタリングしよう………59

6章 DVT：下肢静脈エコー
すでに確立された下肢静脈エコーをDVTの診断に活用しよう………67

7章 頸動脈エコー
重症病変のルールアウトに頸動脈エコーを使ってみよう………81

8章 膀胱エコー
初めてでも簡単　悩むぐらいなら当ててみよう………91

9章　胃エコー
麻酔科医にとって必須手技となる胃エコーを活用しよう………97

Part 2　臨床応用の方法

症例1　心肺蘇生中の食道挿管
胸骨圧迫中の気管挿管は気道エコーで確認できる………109

症例2　術後の反回神経麻痺
超音波で声帯の動きを非侵襲的に観察できる………117

症例3　COPD患者の呼吸困難
肺エコーでCOPDと心原性肺水腫を鑑別する………125

症例4　救急外来の呼吸不全患者
閉塞性ショックを見抜き，肺塞栓を診断する………133

症例5　ショック1
循環血漿量減少性ショックを見抜く………137

症例6　ショック2
心原性ショックを見抜く………139

症例7　神経ブロック後の気胸
超音波ガイド下で穿刺し，気胸の確認にも超音波を活用する………143

症例8　人工呼吸離脱困難患者の経皮的気管切開
気管切開時の合併症軽減のために気道エコーを活用する………151

症例9　術後の意識障害
　　　　簡単便利に，迅速に，意識障害を超音波で鑑別せよ！………163

症例10　尿道カテーテル留置後の血尿
　　　　いつもの手技でも安易な施行は慎み，超音波で確認する………169

症例11　Outpatient Perioperative UltraSound（OPUS）
　　　　麻酔前診察の超音波検査で何がわかるのか？………173

症例12　J-FALCON screening
　　　　周術期管理のための，お手軽超音波スクリーニング手法………187

Part 3 ABCD sonographyワークショップ

序章　ABCD sonography ワークショップ概論………197

A　気道コース………205

B　肺コース………217

C　心臓コース………231

D-1　眼球コース………243

D-2　頸動脈エコー………251

索引………253

◎注意

本書の準備に携わった全員が，ここに示された情報が正確であり，確実に実臨床を反映したものとなるよう極力努力した．しかしながら，編者，著者ならびに出版社は，本書の情報を用いた結果生じたいかなる不都合に対しても責任を負うものではない．本書の内容の特定な状況への適用に関しての責任は，医師各自のうちにある．

　編者，著者ならびに出版社は，本書に記載した薬物の選択，用量については，出版時の最新の推奨，および臨床状況に基づいていることを確認するよう努力を払っている．しかし，医学は日進月歩で進んでおり，政府の規制は変わり，薬物療法や薬物反応に関する情報は常に変化している．読者は，薬物の使用にあたっては個々の薬物の添付文書を参照し，適応，用量，付加された注意・警告に関する変化を常に確認することを怠ってはならない．これは，推奨された薬物が新しいものであったり，汎用されるものではない場合に，特に重要である．

　薬物の表記は，わが国で発売されているものは一般名・商品名ともにカタカナに，発売されていないものは英語で記すよう努力した．

何がどう見えるのか

1章 描出設定とノボロジー，プローブの特徴

最適な画像を得るために，各種設定を調節してみよう

　標的臓器に最も適したプローブの選択や，超音波装置の描出設定およびノボロジーは，よりよい画像描出をするためには欠かせない。リニア型，コンベックス型，セクター型といった基本的なプローブの特徴を理解し，ゲイン，深度，フォーカスといった最低限の装置設定を学ぶことで，画像はすぐに最適化することができる。また，同時にオリエンテーションマーカーとオリエンテーションインジケーターの関係を理解し，超音波画像が基本的にはCTルールで描出されているということを意識しよう。

　基本に忠実に，プローブのスライド，ローテーション，チルトという3つの動きをマスターしよう。

超音波装置の描出設定とノボロジー

　近年の超音波装置は高性能化が進み，基本性能の向上により高画質化が著しい。しかし，基本的な描出設定をすることの重要性は，以前と何ら変わりがない。超音波検査は生体にとって低侵襲であり，リアルタイムに変化する状況に対し即座の診断，評価ができることが最大の利点である。ただし，検者の技量に依存することが最大の問題点である。すなわち，画像の描出，およびその評価という2つの越えるべき壁があり，初学者においては，多くの場合，画像の描出自体が困難な場合が少なくない。そこで，まず初めに習得すべきは，機器を適切に設定する，いわゆる「ノボロジー」である。ノボロジーに関しては，各超音波装置において以下の最低限の設定を学ぶことが求められる（図1）。

1章 描出設定とノボロジー，プローブの特徴

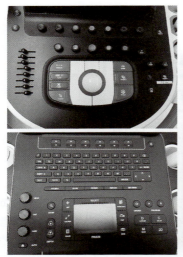
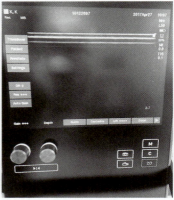

図1　さまざまな超音波装置の操作パネル
近年の超音波装置の操作パネルは，トラックボールやタッチパネル形式など操作性が多様化しているのが特徴である。

■ プリセット

プリセットとは，描出設定の初期設定（デフォルト）のことであり，目的とする臓器を見やすいように，あらかじめ超音波の出力などを調整してある。これにより，何もせずともある程度の画質が得られることが多いため，積極的に使用したい。近年の機器では，プローブによって肺エコー専用や眼球エコー専用などの項目を設けているメーカーもある。

■ モード切り替え

超音波検査には，Bモード，Mモード，カラードプラ，パルスドプラ，連続波ドプラなどのモードがある。
　point-of-care ultrasoundで最低限必要なのは，Bモード，Mモードである。

● Bモード

Bモードは主に形態学的な評価を行う際に使用する基本的なモードである。すべての超音波検査はBモードから開始する。

● Mモード

Mモードは，断面上のある一点に注目し，そこでの経時的変化を画像化し

たものである．横軸が時間となり，時間分解能に優れた検査であり，心臓の弁や心筋など動きのある部位を時系列で観察できるため心エコーでの有用性が高い．また，近年では肺エコーにも使用される．

● カラードプラ

カラードプラは，心臓の弁逆流や，血流の動きをカラー表示したもので，プローブに近づくものは赤く，遠ざかるものは青く表示する．設定した関心領域 region of interest（ROI）のみの情報をカラー化する．ROIは，広く設定しすぎると，情報量は多いが時間分解能が低下してしまい，コマ送りのようなぎこちない画像になってしまうので，適切な大きさに設定することが重要である．

● パルスドプラ，連続波ドプラ

パルスドプラと連続波ドプラは，速度情報を知りたいときに使用する．心エコーでは欠かせない．ただし，point-of-care ultrasound で行うことは，ややアドバンスレベルとなる．

　パルスドプラは直線上のある一点の「位置情報を含むが，測定できる速度に制限がある」のに対し，連続波ドプラは「直線上の位置情報はわからないが，速い動きでも計測できる」ことが最大の違いである．狭窄部位を通過するような速い動きに関しては連続波ドプラを使用し，それ以外のある一点の速度情報が知りたいときにはパルスドプラを使用すると理解すればよいであろう．

　ただし，いずれも血行動態の情報を詳しく知りたいときには必須のモードであり，心エコーを定量的に行う必要がある際には最も重要なモードと言ってよい．

■ ゲインの設定

ゲインの設定を下げると全体的に暗い画像となり，弱い信号となるため見落としの可能性がある．ゲインを上げすぎると強い信号は最大輝度に飽和してしまい，全体的に明るいノイズの多い画像となる（図2）．そのため，適切なゲインの設定が重要である．機器によっては，画像解析をもとに最も適切なゲイン設定をボタン1つで自動で行う「オートゲイン」コントロールを搭載しているものもある．

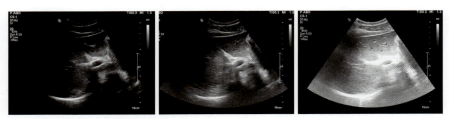

図2 ゲイン設定による画像の違い
左の画像は，ゲイン設定が低すぎるため，見落としの可能性がある。右の画像はゲイン設定が高すぎる。

■ 深度の設定

深度 depth 設定は，観察したい構造物によって適切に調節することが重要である。深度設定が適切でない場合には，心嚢液や胸水を見落とす可能性があるため，注意が必要である。見落としを防ぐためには，初めは設定を深めにし，おおまかな評価を行い，その後に目標に対して適切な深度設定を行う。一般的に，深度設定が深すぎると，超音波が往復するのに時間がかかるため，時間分解能（フレームレート）が低下し，いわゆる「ぎこちない」映像となる。同様にセクター幅も広げすぎることにより，時間分解能が低下する。

■ フォーカスの設定

プローブから投影された超音波ビームは，設定されたある一点において，ビーム幅が最も狭くなり，その位置で観察対象物を最も明瞭に描出することができる。その「一点」がフォーカスである。画面内において，フォーカスの位置を示す印が表示されているため，適宜適切なフォーカスを設定する。

プローブの特徴

■ プローブの種類

近年，さまざまなプローブが登場しているが，point-of-care ultrasound で主に使用するのは，リニア型，コンベックス型，セクター型の3種類である（図3）。

　リニア型は周波数が高く分解能が高いため，近距離で広い視野が得られる。そのため，主に体表近くを描出するのに優れている。具体的には超音波ガイドによる中心静脈穿刺や肺エコーにおける胸膜の描出，気道エコー，眼球エ

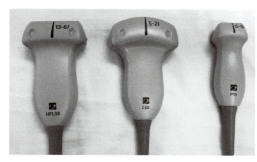

図3 プローブの違い

左より，リニア型，コンベックス型，セクター型。リニア型は 13 MHz という高周波数のプローブであり，近い距離の構造物を描出するのに適している。それに対し，コンベックス型とセクター型の周波数は 5 MHz である。セクター型は周波数の選択幅が広いため，選択の際には注意が必要である。小児の心臓には高周波数のプローブを選択する。

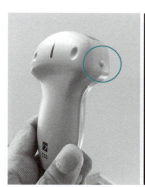 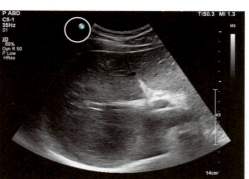

図4 プローブのオリエンテーションマーカーと画面におけるオリエンテーションインジケーター

　コーなどである。コンベックス型は深部まで広い視野で描出できるため，腹部エコーに適している。セクター型は，肋間などの狭いスペースからも扇型に超音波ビームが投影されるため，主に循環器領域で頻用される。
　年齢や体型，描出条件によって周波数の異なるプローブを使いこなすことが重要とされる。

■オリエンテーションマーカーとオリエンテーションインジケーター

　プローブには，オリエンテーションマーカー (OM) と呼ばれる突起などの目印（メーカーにより形状はさまざま）が付いている（図4）。この OM に対応して，画面上には必ずオリエンテーションインジケーター (OI) が表示されている。常に OM と OI が対応していることを意識しながら検査を行う。

■ 描出画像は CT ルールが基本である

超音波で描出された画像には共通ルールが存在する。最も重要なルールの1つが，超音波画像は基本的に CT 画像と同じである，ということである。すなわち，横断においては画面左側が患者の右側になり，矢状断においては画面左側が患者の頭側になる（図5）。これにより，いつも見慣れている CT 画像と関連付けがしやすく，理解もしやすい。

ただし，心エコーは，国際基準によって CT ルールに従わない独自の設定であり，画面の右側が患者の頭側である（図6）。これに関しては，例外的なものであると理解されたい。

また，超音波ガイド下穿刺手技は，実施者にとって針の操作などが最も行

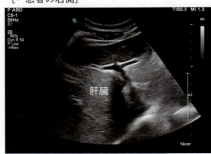 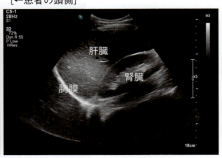

図5　画像表示の基本ルール（左：腹部横断像，右：腹部矢状断像）
CT ルールと同じく，画面の左側が常に患者の右側もしくは患者の頭側となる。

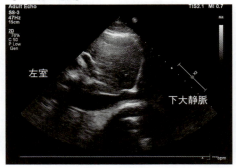

図6　心エコーのルール
一般的に CT ルールに従わない独自のルールとなっており，患者の尾側が画面の左側になる。

いやすい画像を用いるため，必ずしも CT ルールに従わない．

● CT ルールで描出するコツ

CT ルールで描出するコツは，超音波画面の OI を常に意識することである．もし OI が画面の左に位置する場合，プローブの OM を患者の右側もしくは頭側に向けることで CT ルールで描出できる．すなわち，OM は 9 時から 12 時方向の間で動かすことになる．逆に OI が画面の右側に存在するときは，OM を患者の左側もしくは足側に向ける（3 時から 6 時の方向の間で動かす）ことで CT ルールで描出できる（図 7）．

■ プローブの持ち方

プローブを患者に当てる際は，必ず超音波ゼリーを使用する．プローブと患者接触面に空気が存在すると，超音波ビームが空気で反射してしまい適切な画像が得られない．

プローブの持ち方には絶対的に推奨されているものはないが，一般的にはペンホールド式やグリップ式などがある（図 8）．

ペンホールド式は，文字どおり鉛筆を持つように把持する方法で，手根部を患者の体表に支点として置くことができるため，固定がしやすく，初学者に最も適した持ち方と言える．グリップ式は，プローブをラケットを持つような形で把持する方法であり，心エコーの心窩部アプローチなどで使用される．

いずれも支点をしっかり作り，プローブ接地面が患者の体表において，しっかりと静止することが最も重要である．

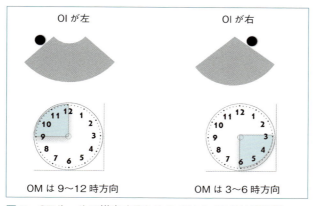

図 7　CT ルールで描出するための OM と OI の位置関係

図8　プローブの把持の仕方

基本的にはペンホールド式で把持することが多い。超音波ビームを胸骨の下をくぐらせる必要のある胸骨下縁における心エコーや，後腋窩線における胸水検査ではグリップ式が頻用される。いずれも手をどこかにしっかりと接触させて固定させることが重要である。

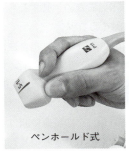
ペンホールド式

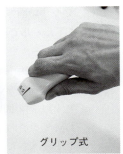
グリップ式

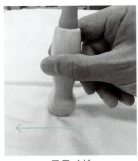
スライド

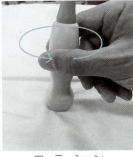
ローテーション

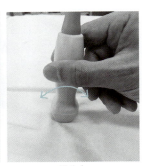
チルト

図9　プローブの基本操作

プローブの基本操作

　検者の技量によって描出される画像の質が左右される検査であり，その差が発生する1つの原因はプローブの基本操作技術の優劣である。プローブの基本操作は，主にスライド，ローテーション（回転），チルト（傾け）という3つの動きから構成される（図9）。スライドとは，プローブの傾きを変えずにプローブだけを体表面を滑らせる操作であり，ローテーションとは走査面を回転させる操作，チルトはプローブ自体を立てたり寝かせたりする操作である。

　ローテーションとチルトに関しては，患者に接触している部位が動くことなく操作することが重要である。描出に慣れるまでは，3つの基本操作のうち1つだけの操作をするように心掛け，すべての操作を1度に行わないよう

> **MEMO** おすすめのサイト
>
> 超音波の原理やノボロジーについての文献は少ないため,ウェブ上のおすすめのサイトを以下に紹介する。
> ① ECHO PEDIA
>   www.echopedia.org
>   心エコーの事典のようなサイト。超音波原理についても学べる。英語。
> ② Wiki Echo
>   www.wikiecho.org
>   ECHO PEDIA と同様なサイト。英語。
> ③ Dr.SONO の公開講座『超音波の基礎』
>   www.toshiba-medical.co.jp/tmd/library/lecture/
>   東芝メディカルシステムズのサイト。日本語でわかりやすい。

に注意する。また,慣れないうちは,1つ1つのプローブ操作はできるだけゆっくりと行うことが上達への第一歩である。

（大宮 浩揮）

2章

Airway：気道エコー
空気が織りなす虚像と実像から気道を観察しよう

「気道エコー」と聞いて違和感を覚えたとしたら，それは超音波のことを知っている人の正しい感覚である。なぜなら，気道は"空気"に満ちているからである。超音波の世界では，空気は金属をもしのぐ，きわめて異質な存在である。一度人体に入った超音波は，空気に当たるとほぼ100％反射し，その先へは進めない（表1）（MEMO 1）。そのため，今まで空気を含む臓器は超音波による評価が難しいとされてきた。しかし，この"特別な性質"を逆利用することで生まれた手法が，気道エコー・肺エコーである。本章では，気道エコーについて解説する。

表1 物質による音響インピーダンス

物質	音響インピーダンス ($kg/m^2/sec \times 10^6$)	水に対する反射率 (％)	空気に対する反射率 (％)
空気	0.0004	99.484	—
水	1.53	—	99.484
血液	1.61	2.548	99.950
脂肪	1.38	5.155	99.942
筋肉	1.7	5.263	99.953
軟骨	2.12	16.164	99.962
骨	7.8	67.203	99.990
ポリ塩化ビニル	2.35	21.134	99.966
チタン	33.8	91.339	99.998

新医療用放射線科学講座「診断画像機器学」などより作成

MEMO 1 音響インピーダンスと反射率

超音波は音響インピーダンス（Z）の異なる物質が接する境界面で反射し、その反射波がプローブに戻ることで画像が構成される。超音波がどれだけ反射するかは、物質間の音響インピーダンスの相対差で決まり、その反射率 Rp は以下の式で規定される。

$$Rp = \frac{Z_2 - Z_1}{Z_2 + Z_1}$$

では実際に、数値を代入してみよう。皮下気腫で、皮下の脂肪組織内に空気が混入している状況を観察しているとすれば、$Z_1 = 0.0004$, $Z_2 = 1.38$ より

$$Rp = \frac{(1.38 - 0.004)}{(1.38 + 0.004)} = 0.9994 = 99.94\%$$

となる。

空気の音響インピーダンスは水の約 4000 分の 1 であり、人体のどこから超音波が進んでこようとも、空気でほぼ必ず反射することになる。

問題：実像と虚像

図1は、頸部の超音波画像である。この画像のなかに、偽物の像（虚像）が混じっているのだが、それはどこか、わかるだろうか。

■ヒント：空気が作り出す虚像

前述したように、人体と空気との音響インピーダンス差は非常に大きいため、体内の空気に当たると超音波はほぼ100％反射する。この性質から、人体

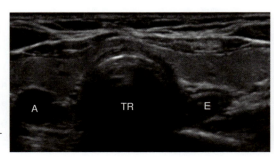

図1　胸骨切根部の軸横断画像
A：動脈，TR：気管，E：食道
(SonoSite EDGE，リニア型プローブ 6〜15 MHz)

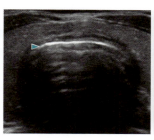 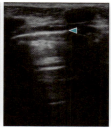 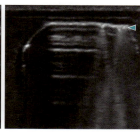

図2　空気が作り出す虚像
左：気管内アーチファクト。太い白線（▶）の下は気管内ですべて虚像
中：気胸のアーチファクト。最も上の白線（◀）が胸膜，その下はすべて虚像
右：胃内の空気によるアーチファクト。最も上の白線（◀）が胃壁と空気の境界面，その下に平行にある白線は多重反射ですべて虚像

内の空気は鏡のように作用し，本来は無エコー（黒）であるはずの場所に，周りの画像を写し込んで多彩な画像を作り出す（図2）。これが空気によるアーチファクト（虚像）である。

　超音波画像は，超音波がプローブに戻ってくる時間で深度を計算し画像を構築している。そのため，平滑な空気面と平滑なプローブ面とで超音波が幾重にも反響した場合，本来は画像が描出されないはずの深度に，反響による繰り返し画像が写し出されることがある。これが多重反射であり，空気が作り出すアーチファクトの代表例である。

■ 答え

　では，問題の答え。解剖から考えれば明らかであるが，図3の白線で囲んだ部分は空気のある部分で，ここが虚像部分である。「超音波は空気ではほ

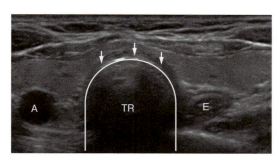

図3　虚像と実像
白線で囲んだ部分はすべて空気が作り出したアーチファクト。空気が鏡のように働き，さまざまな虚像を作り出す。一方，動脈（A）や食道（E）内は，同じような黒色に見えるが，その実態は液体なので，超音波が透過して描かれた実像である。
TR：気管

100％反射する」ということは，気管内に超音波はほとんど到達できない。にもかかわらず，画像上には白と黒のコントラストがあり，あたかも実像のように描出されている。これが，空気が作り出したアーチファクト（虚像）である。

　気道エコーを理解するために最も大切なことは，この空気によるアーチファクトとその境界を見きわめることである（**MEMO 2**）。なお，その境界を示す高輝度線状陰影が粘膜面と空気の境界で生じた場合，air-mucosa interface（AMI）と表現される。

気道エコーの基本設定

- **患者体位**：仰臥位がよい。挿管確認や緊急時の輪状甲状間膜（CTM）穿刺を想定した体位が基本。ただし，頸部にプローブが垂直に当てられれば，いかなる体位でも可。
- **検者の位置**：患者の右側か左側。挿管者と介助者を邪魔しない位置で，頸部にアクセスできればどこでもよい（図4）。
- **プローブ**：高周波リニア型プローブ。空気に到達するまでのごく浅い範囲をスキャンするのに適する。
- **画面の左右**：CTルールに則り，画面左を患者の右側とする。オリエンテーションマーカーは画面左に位置するようにする。
- **画面深度**：気道エコーでは，空気の反響像をあえて描出して画像を理解しやすくするために，実組織のおよそ倍程度の3〜4 cmに設定する。表面

> **MEMO 2　超音波画像の"黒"は何を表す？**
>
> 超音波画像は，超音波が反射してプローブに戻ってきて初めて"白く"画像化される。逆に，均質な物質を通過中に反射波は戻らず，画面上では"黒く"描出される（例：血管内の血液，軟骨内）。一方，超音波の届かない部分や反射波がプローブに戻ってこない部分も"黒く"画像化される（例：気管内，甲状軟骨下）。つまり，血管内の"黒（血液）"と，気管内の"黒（空気）"は，画面上では同じ"黒"であるが，中身はまったく違う。しかも，超音波画像では空気は鏡のように，さまざまなものを虚像として写し込んで"七変化（黒〜灰〜白までさまざま）"するため，この原理を理解していないと，画像判読を誤ってしまう。これは，気道・肺・胃エコーすべてに共通する最重要ポイントである。

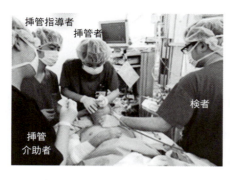

図4 気道エコー（挿管時）の配置例

挿管者・挿管指導者は患者の頭側，挿管介助者は患者の右，検者は左。

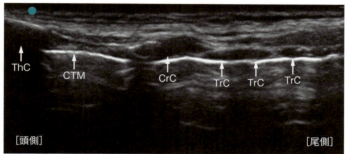

図5 気道（甲状軟骨から気管）の正中矢状断
中央を横断する高輝度な太線が人体（膜や軟骨）と空気との境界（air-mucosa interface）で，これより下はすべて，空気が作り出した虚像。直上の鏡像が写し出されたり，反響像を形成したりする。
ThC：甲状軟骨，CTM：輪状甲状間膜，CrC：輪状軟骨，TrC：気管軟骨

の組織だけを中心に観察したい場合は2 cm前後と浅くする。
・ゲイン：画像のコントラストをはっきりさせるためにやや高く設定する。気道エコーでは，細かい組織性状の判別よりは，写るか写らないかというレベルの素早い判定が求められることが多い。

各部位の見え方

■気道矢状断（図5）

気道エコーでは，体表から空気面までの画像が実像，空気面より深い画像はすべて虚像となる。矢状断は気道の全体像が把握でき，位置の同定がしやすい。明るく太い高輝度の線に描出される空気表面（air-mucosa interface）と，低輝度で均質に描出される軟骨とを目印に位置を確認していく。

血管の有無や軟骨の見え方などの詳細は，軸横断がわかりやすい．

■甲状軟骨（図6）

高輝度な三角形が甲状軟骨の目印である．頭尾方向にスキャンすると，より確実にわかる．実際の描出では，プローブ接地が不安定となりやすい．また，通常の軟骨のインピーダンスであれば超音波は透過する．しかし，男性や高齢者では軟骨が固く化骨化してきており，超音波は透過しにくく，また減衰も大きくなるため，軟骨より深い部分は見えにくい．逆に小児では，軟骨でも超音波がよく透過するので，軟骨下の観察も比較的容易である．

■声帯（図7）

声帯の描出が気道エコーの手技のなかでは最も難しい．甲状軟骨上から声帯面にプローブ面を合わせて描出する．具体的には，輪状軟骨側の甲状軟骨からゆっくり頭側に移動（スライド）させながら，軽く頭側にチルトを加えていく．甲状軟骨は三角屋根を呈し，頂点がとがっているため，プローブ接地面が不安定になりやすく描出の障害となる．描出面と声帯面をうまく合わせ，深部のゲインを上げることがコツである．

　描出できれば，声帯自体の動きが観察できるので，嗄声の鑑別などに活用できる．この部位で気管チューブを観察することもできるが，描出自体が難しいので時間がかかり，さらに挿管操作の邪魔になることが多いので，筆者はこの部位での挿管確認はおすすめしない．ただし，小児では軟骨内まで超音波が透過するため，この部位で挿管確認を行っている文献もある．

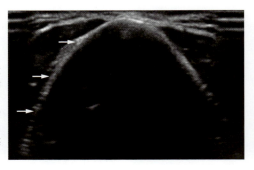

図6　甲状軟骨の軸横断
三角形が甲状軟骨の目印．甲状軟骨の観察のしやすさは，年齢や性別により影響を受ける．この患者（67歳の男性）では化骨化のためか，超音波が透過しにくく，甲状軟骨の画像は音響陰影を呈している．

■ 輪状甲状間膜（図8）

輪状甲状間膜は，三角形の甲状軟骨と厚い輪状軟骨の間にある明るい高輝度の太線（air-mucosa interface）で描出された部分の直上である。画像では，air-mucosa interface を目印にすれば同定は容易である。深度は通常0.5〜0.7 cm程度で，超音波で位置を確認してから触診すると，くぼみを感じられる。

　輪状甲状間膜穿刺の可能性のある症例では，プレスキャンを行い，血管の有無，膜までの深度，部位の確認を行い，マーキングしておくとよいだろう。ただし，頸部の動きに伴い，皮膚が伸展されることに留意する。

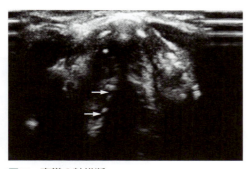
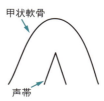

図7　声帯の軸横断
白矢印が声帯靱帯。甲状軟骨上を，輪状甲状間膜側から頭側にゆっくり移動させながら描出する。発声に応じて声帯が振動する様子が画面上で観察できる。

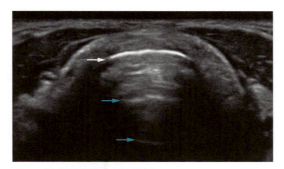

図8　輪状甲状間膜の軸横断
太い高輝度の線（白矢印）が輪状甲状間膜と空気の境界（air-mucosa interface）。この直上の組織が輪状甲状間膜である。この下はすべて虚像。輪状甲状間膜がプローブと平行であるため，反響による多重反射像（青矢印）が表れやすい。

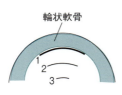
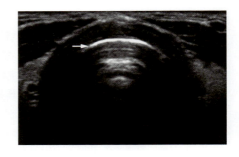

図9 輪状軟骨の軸横断
高輝度の太線（右の白矢印，左の1）が空気との境界（air-mucosa interface）。この直上に接する厚みをもつ均質な低輝度のアーチ部分（左の青色部）が輪状軟骨。air-mucosa interfaceより下は虚像である。ここでは，空気が鏡の役割をして，輪状軟骨の鏡像が中央に収束する多重反射像（左の2，3）を形成している。

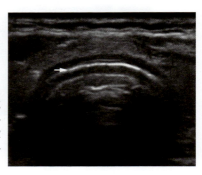

図10 気管軟骨の軸横断
画面中央の太い高輝度の線（白矢印）が気管軟骨と空気との境界（air-mucosa interface）。この直下に，気管軟骨の鏡面像（虚像）が写し出されている。もちろんair-mucosa interfaceの下はすべて虚像である。

■ 輪状軟骨（図9）

アーチ状の黒い馬蹄形が輪状軟骨の目印である。軟骨内は均質であるため，超音波の反射は起こらず，低輝度の実像となる。三角形の甲状軟骨とはその形状から区別できる。後述する気管軟骨と形状は類似するが，輪状軟骨は気管軟骨の約2倍の厚み（約5～8 mm）があるので，頭尾方向にスキャンすれば，相対的厚みから区別できる。高輝度の太線で表される空気面（air-mucosa interface）を境に，直下に多重反射（虚像）を伴うことが多い。

■ 気管軟骨（図10）

甲状軟骨（三角，図6）→輪状軟骨（厚みのある馬蹄形，図9）→気管軟骨（薄い馬蹄形）と，ゆるやかな形状変化を捉えるのが描出のコツである。輪状軟骨と同じアーチ状の均質な低輝度（黒色）で描出されるが，厚さは2～3 mm

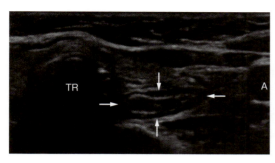

図11 食道の軸横断
筋層（黒）→膜（白）→内腔（黒）の層状で描出される。通常，食道内部には空気がないので，食道後面も実像として描出されるのが，気管との大きな違いである。
TR：気管，A：総頸動脈

程度と薄い。上下の気管軟骨がつながって写ることもある。ほとんどのケースで，高輝度（白色）の太線で表される空気の表面（air-mucosa interface）で反響し，直下に軟骨の鏡像（虚像）が写し出される。空気との境界を確認し，虚像に惑わされないのが画像理解のポイントである。

■ 食道（図11）

ほとんどの症例で，気管輪の下から左側に，楕円を押し潰したような形状で描出される。低輝度の筋層と内膜の多層構造が特徴的である。気管の直下に位置している場合は，気管内の空気が障害となり超音波画像では確認できなくなるが，プローブで軽く圧迫することで，気管の左側に描出されてくることが多い。食道内に胃管があれば，その判別も容易にできる。女性，やせ型，小児ではよく描出され，逆に，男性，肥満では見えにくくなる。

気道エコーの活用

気道エコーの活用法として，PEAS プロトコルがある。PEAS とは perioperative evaluation of the airway via sonography の略で，「周術期の超音波による気道管理」を目的とする。具体的には，麻酔導入前の胃内容量評価の"胃エコー"，緊急時に備えた"輪状甲状間膜エコー"，挿管確認の"気道エコー"，換気状態評価の"肺エコー"などが含まれる。

■ 胃エコーによる胃内含有量の推定

緊急手術症例，ER 重症症例，急変症例などで事前に胃内含有量の推定ができれば，より安全な気道確保法を選択できる。胃内含有量は，右側臥位における前庭部の断面積から計算し，危険度を段階的に評価できる[1] とする報告

がある。ただし，実際の臨床では，正確な量の測定よりは，多いのか少ないのかを素早くつかむのが実用的である。胃全体が正円に近く内容物の対流が見られるようであれば危険度は高いと判断できる。一方，ウシの目玉 bulls eye のような円形で断面が小さいようであれば危険度は低いと考えられる。体型や年齢によって見え方はさまざまであるが，胃までの深度が浅いケース，特に未熟児～新生児～幼児症例ではきわめて有用である。多重反射を起こす空気を介在させない工夫（胃管による除去，体位変換，プローブによる軽度圧迫など）で，画像は鮮明になる。詳細は Part 1 9 章「胃エコー」を参照いただきたい。

■気道エコーによる輪状甲状間膜の同定

輪状甲状間膜を触診で同定することは，思いのほか容易ではない。医師が行っても，実に約 80％ が誤る[2] という報告もある。そこで気道エコーを利用すれば，画像内の位置関係から簡単に輪状甲状間膜が同定できるだけでなく，その周囲の組織や血管も確認できる。転ばぬ先の杖ではないが，挿管困難が予想される症例では，万が一のために確認しておくと心強い。頸部に矢状断でプローブを当てられる場合，同定は容易である。頸部の前屈，小児などでは，横断面で甲状軟骨（T），間膜部の air-line（A），輪状軟骨（C）までスキャンして air-mucosa interface まで戻す「TACA technique」を用いる[3] とよい。

■気道エコーによる挿管確認

現時点で PEAS が最も役立つのは挿管確認であろう。気管内に存在する気管チューブそのものを超音波で描出するという新しい手法であるが，単純で確実な確認法である。陽圧換気前に挿管確認ができるという点でほかの確認法より優れているだけでなく，リアルタイム性，手技が簡単，無侵襲という点でも大いに活用の機会がある。

　スキャン部位は胸骨切痕直上が最もよい（**表2**）。気管チューブは人工的な曲面をもつ 2 本の平行な曲線として描出される（**図12**）。その特徴的な形状から，筆者は "double line" と呼んでいる。double line を気管内で認めれば，気管挿管されているのは確実といえる。

　麻酔科医にとって，通常の方法（聴診，胸郭の挙上，カプノグラフィなど）に加えてさらに挿管の確認が必要になるケースは多くないが，例えば，本当

表2 胸骨切痕部の観察における気管チューブの位置確認法

気管が動く	間接所見	チューブの気管内留置を示唆
食道が虚脱したまま	間接所見	チューブの気管内留置を示唆
気管前面にチューブの double line を認める	直接所見	チューブが気管内に留置
カフ注入時に気管横径が拡大する	直接所見	チューブが気管内に留置
カフ脱気状態で換気すると気管内にカラードプラ信号が観察される	直接所見	チューブが気管内に留置
double trachea sign	間接所見	食道挿管を示唆
食道内にチューブの double line	直接所見	チューブが食道内に留置（ただし胃管未挿入時に限る）

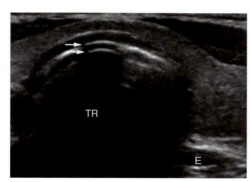

図12 胸骨切痕直上の軸横断
気管輪に接して気管チューブが描出されている（白矢印）。虚像と思われていた領域に実像が現れる（気管輪に接したチューブが描出される）のが挿管確認のエコーで最もおもしろいところであり，重要なポイントである。
TR：気管，E：食道

のフルストマック症例，予備力のない新生児・乳幼児症例，血液や分泌物などで口腔内の視野が取りにくい症例，カプノグラフィのない手術室外症例，研修医の教育，など，超音波のリアルタイム性という絶大なパワーを発揮できる機会は少なくない。このテクニックを身につけておいて，決して損はない。実際に日本蘇生協議会（JRC）蘇生ガイドライン2015でもカプノグラフィが使用できない場合の代替策として位置づけられている。

■ 肺エコーによる換気確認

気管挿管後の換気確認には，肺エコーを活用できる。左右前胸部に肺エコーを実施すれば，lung sliding などの胸膜所見や curtain sign，横隔膜の動きなどから，陽圧換気されているか否かが，左右別々に即座に確認できる[4]。

具体的には，片肺挿管であれば無換気肺側の lung sliding がなくなる。ただし，無換気肺でも心拍と同調する lung pulse を認める点には注意が必要である。また，気胸や大きなブラ上の画像では，lung pulse も消失する点が，無換気肺との違いである。肺エコーによる換気確認は，聴診と異なり，複数人で同時に確認できるので，医療安全上も有用といえる。

■胃管挿入の確認

頸部食道エコーでは，胃管を画像として確認することもできる。気管と同時描出することで，挿管の確認，胃管の確認が同時にできる（図13）。

■声帯麻痺の評価

声帯エコーで，声帯の動きを画像で確認し，対称性の動きがあるかどうかで嗄声の評価が可能である。経時的に評価していけば，術後の経過観察にも応用できる。

■食道挿管

スキャン部位は挿管確認と同じ胸骨切痕直上がよい。食道内が黒く大きく膨らみ，まるで気管が二つあるような画像で，気管挿管と簡単に判別できる（double trachea sign）（図14）。食道内にこの所見が確認できれば食道挿管は確実である。手技はプローブを押し付けるだけと，きわめて簡単である。

最後に，「気道エコー」についてさらに勉強をしたい方には，以下の文献[5]をおすすめする。

Kristensen MS, Teoh WH, Graumann O, et al. Ultrasonography for clini-

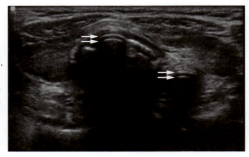

図13 気管チューブと胃管
気管内に気管チューブが，食道内に胃管が，それぞれ描出されている。チューブ径こそ異なるものの胃管挿入時には食道内の double trachea sign が食道挿管か胃管か厳密に区別しにくくなることに注意する。
TR：気管，E：食道

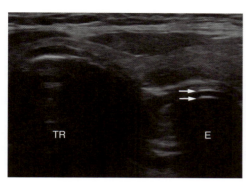

図14 胸骨切痕直上の軸横断
食道が大きく膨らみ，食道内の"double trachea sign"（白矢印）で食道挿管であることがわかる。チューブ内の空気により超音波の伝播が妨げられ，食道後面は音響陰影を呈して描出されなくなる。
TR：気管，E：食道

cal decision-making and intervention in airway management：from the mouth to the lungs and pleurae. Insights Imaging 2014；5：253-79.

（田中 博志）

● 文献

1. Perlas A, Chan VW, Lupu CM, et al. Ultrasound assessment of gastric content and volume. Anesthesiology. 2009；111：82-9.
2. Aslani A, Ng SC, Hurley M, et al. Accuracy of indentification of the cricothyroid membrane in female subjects using palpation: an observation study. Anesth Analg. 2012；114：987-92.
3. Kristensen MS, Teoh WH, Rudolph SS, et al. A randomised cross-over comparison of the transverse and longitudinal techniques for ultrasound-guided identification of the cricothyroid membrane in morbidly obese subjects. Anaesthesia. 2016；71：675-83.
4. Ramsingh D, Frank E, Haughton R, et al. Auscultation versus point-of-care ultrasound to determine endotracheal versus bronchial intubation：a diagnostic accuracy study. Anesthesiology. 2016；124：1012-20.
5. Kristensen MS, Teoh WH, Graumann O, et al. Ultrasonography for clinical decision-making and intervention in airway management: from the mouth to the lungs and pleurae. Insights Imaging. 2014；5：253-79.

3章

Breathing：肺エコー
肺も超音波で診る時代，ベッドサイドで活用しよう

今や，エコー全盛。「空気の袋」である肺をエコーで診ることが当たり前になろうとしている。肺エコーの文献が散見されはじめるのが2000年前後。それ以降，急速に肺エコーに関する研究報告が増えてきた。気胸，血胸，胸水，肺炎，無気肺，肺水腫，ARDSの診断…，はたまた，抜管成功予測や肺リクルートメント手技の効果の判定に有用，という集中治療領域からの報告もある。

肺エコーが最大の威力を発揮するのは，詳細な診断ではなく，まさにこのpoint-of-care ultrasoundにおいてである。決して難しくはない肺エコーの"コツ"さえつかめれば，急性期診療でのdecision makingに大きな武器になることは間違いない。

セッティングとプローブ選択

現在汎用されているどのプローブでも肺を観察することはできるが，それぞれに特徴がある。胸膜面を集中的に観察したい場合は，高周波リニア型プローブ（5～10 MHz以上）を選択する。実用面では，特に気胸の有無を評価する場合に最も適している。一方で，胸水や肺実質といった深部まで観察したい場合は，低周波数のコンベックス型プローブ（2～5 MHz）か，セクター型プローブ（1～5 MHz）を選択する。最近，筆者は血行動態評価時に経胸壁心エコーからそのままセクター型プローブで肺をスキャンすることが増え，これを第一選択としているが，胸膜面の評価がしにくいのが難点である。外傷診療の際のFocused Assessment of Sonography for Trauma（FAST）では，コンベックス型プローブでそのまま肺の評価を行うとスムーズである。

スキャンの実際

スキャン部位は諸説ある。ABCD sonography では，前腋窩線を境にして前胸部上下2か所，側胸部上下2か所（図1），これを左右両側で施行して計8か所をスキャンする方法を提唱している。坐位がとれる場合は，これに背部の上中下3か所ずつ6か所を含める場合もある。

スキャンの順序に決まりはない。気胸を確認する場合は前胸部から，胸水を確認する場合は側胸部から，と状況に応じて順序を決めていけばよい。

最初にプローブを肋骨に直交するように当て，被検者の頭側が超音波画面の左側に描出されるようにする。すると肋間の奥に，呼吸とともに動く高輝度な臓側胸膜が確認できる。これを，コウモリが羽を広げたような形に見え

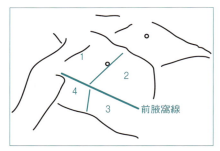

図1 ABCD sonography で提唱しているスキャン部位

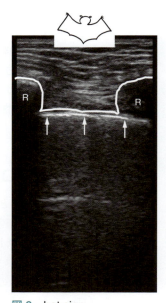

図2 bat sign
肋骨（R）と肋骨の間に高輝度な胸膜面（矢印）が観察できる。

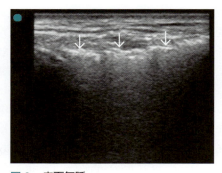

図3 皮下気腫
皮下に高輝度で不整な像が描出され，胸膜面と誤認する可能性がある。

ることから，bat sign と呼んでいる（図2）。この画像を描出する目的は，同様に高輝度に描出される肋骨や皮下気腫を胸膜面と誤って認識することを防ぐことである（図3）。

正常所見

"含気が良好"かつ"肺の呼吸性変動がある"かつ"胸腔内に異常な空間がない"状態が，肺の正常エコー所見といえる。

それぞれを示すエコーのサインとして，
①含気が良好＝A-line，1肋間2本以下の B-line
②肺の呼吸性変動がある＝lung sliding，seashore sign
③胸腔内に異常な空間がない＝lung sliding/lung pulse，comet tail artifact（B-line），echo free space がない

と覚えるとわかりやすい。すべてのポイントで，これらの所見が認められれば正常と判断してよいだろう。ただし，あくまでも臨床所見で異常がないことが条件である。また，正常所見であることと患者の状態が正常であることはイコールではない（MEMO 1）。

■A-line

A-line とは，胸膜面での多重反射で形成される高輝度な水平方向の線状のアーチファクトで，皮膚表面から胸膜の距離と等間隔に複数認められる[1]（図4）。含気が良好，つまり肺が"dry"なときに認められる所見である。

正常肺だけでなく，気管支喘息発作時や肺気腫など，肺の含気が多い場合は特に顕著に認められる。ただし，気胸も胸腔内に空気が多量に貯留した状態であり，A-line を認める。すなわち，「A-line≠正常肺」であることに注意する。気胸との鑑別は後述する lung sliding 所見を伴うかどうかが重要となる。

> **MEMO 1**
>
> 例えば，急性肺塞栓で呼吸困難に陥っている場合，肺エコーでは A-line＋lung sliding が認められる可能性がある。つまり，エコー所見は正常であるが，患者は異常である。臨床症状との組合せも重要である。

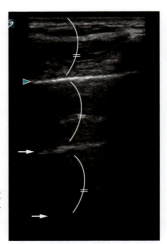

図4 A-line
皮膚から胸膜面（▶）と等間隔に高輝度な水平線状影（矢印）を認める。胸腔内，肺の含気が多い場合に認められる胸膜面の多重反射によるアーチファクトである。

■ comet tail artifact/B-line

comet tail artifact（図5）は，縦に伸びる高輝度な線状のアーチファクトの総称である[*1]。B-line は comet tail artifact の1つで，胸膜面から始まり画面の端まで減衰せず「A-line を"消去"して伸びる高輝度のアーチファクト」と定義されている[2]（図5左）。B-line が認められれば，そこに臓側胸膜（肺実質）があることの証明になる。B-line は1肋間に2本までは正常所見と判断し，3本以上ある場合は病的所見ととらえる（後述）。

■ lung sliding/seashore sign

lung sliding は，臓側胸膜が呼吸に合わせて動く現象を指す。臓側胸膜は高輝度な線として描出され，正常であれば呼吸に合わせて動くのが確認できる（動画①）。comet tail artifact（図5-右）があると，より視認しやすい。

　Mモードにすると動く部分と動かない部分の境界ができ，あたかも"砂浜と海"のように見える。これを seashore sign と呼ぶ[1, 2]（図6）。

[*1] comet tail artifact と B-line を別のもの，と記載してある文献もある。その理由は，B-line の成因がいまだに解明されておらず，一般的な comet tail artifact の成因と異なる ring down artifact で生じるという考えもあるからである。この場合の狭義の comet tail artifact は胸膜から始まる短く減衰する高輝度な線を示している。

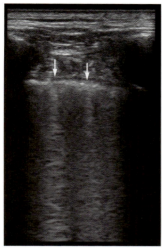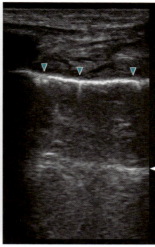

図5 comet tail artifact

左：胸膜面から垂直に伸びる高輝度な線状影（矢印）をB-lineと呼ぶ。ここでは，A-lineは認められない。

右：胸膜面に認める高輝度な短い垂直な像（▼）を認めるがB-lineではない。これも広義のcoment tail artifactに含める。ここではA-lineも認める（◁）。

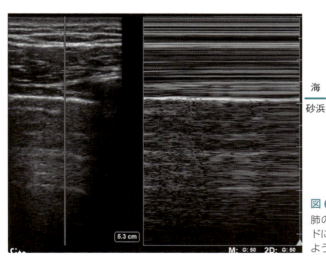

図6 seashore sign
肺の呼吸性変動が，Mモードにすると（右）砂浜と海のように見える。

 動画はLiSAホームページ《http://www.medsi.co.jp/lisa/》にて閲覧できます。

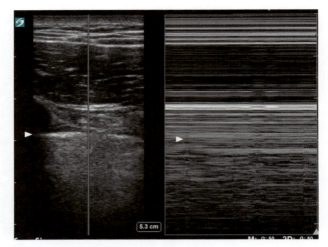

図7　stratosphere sign/barcode sign
気胸の場合のMモードで，呼吸性変動する部分としない部分との境界が消失する（▷：胸膜ライン）。

　呼吸性変動がないと，Mモードではすべてが線状に見える（図7）。これはstratosphere signといわれる。文献によってはbarcode signと表現しているものもある。パワードプラモードがあれば，呼吸性変動とともに胸膜下にカラー表示されることで確認する方法もある（power sliding）。

■ lung pulse

lung pulseは，心拍動に合わせて胸膜面が動く現象を表し，lung slidingと同様に気胸でないことの判断材料となる（動画②）。肺に呼吸性変動がないときに認められるサインで，呼吸を止めている場合や，食道挿管や片肺挿管のために換気されていない肺でも認める。

異常所見

■ 気胸

lung sliding，lung pulse，B-lineの3つのうち，1つでも確認できれば，気胸は否定できる。3つとも認めない場合は気胸を強く疑うことになるが，確定診断とまではいえない[3]。また，気胸部位は壁側胸膜の下が完全に空気で

満たされているため,"よりクリアに"A-lineが見えることも補助的ではあるが特徴的な所見である。

■ lung point

肺実質と気胸部位の境目である lung point が確認できれば気胸診断は確定的である(動画③)。虚脱部位である上記3所見がない箇所から,そのままプローブを回転させて肋間に沿って背側にスライドさせながら lung point を探していく。lung point が確認できれば,肺が虚脱している範囲を同定できるため,ドレーン挿入適否の判断や経時的なフォローができるという利点もある。

ただし,大きく肺が虚脱している場合(つまり前胸部にも側胸部にも肺が接触してない場合)は,前胸部と側胸部のスキャンではこの lung point が確認できない場合があることに注意する。

■ 間質症候群

1肋間に3本以上のB-lineを認める状態を間質症候群 interstitial syndrome と称している(あくまでも,肺エコーにおける特有の呼称である)(**MEMO 2**)[2]。B-lineは,肺間質の浮腫,炎症を見ていると考えられている。びまん性に間質症候群が認められる場合(diffuse interstitial syndrome)は,肺水腫,急性呼吸促迫症候群(ARDS),間質性肺炎などを考える。心原性肺水腫とARDSの鑑別は,心原性肺水腫では胸膜面が滑らかで全スキャン部位でB-lineの分布が均一,ARDSでは胸膜面が粗雑でB-lineの分布が不均一といわれている[4]。一方,局所的に多数のB-lineを認める場合(focal interstitial syndrome)は,肺炎,肺梗塞,肺挫傷といった局所的な病変を鑑別に挙げる。

■ 肺血管外水分量,肺動脈楔入圧と肺エコー所見

A-line,B-lineと肺血管外水分量 extravascular lung water(ELW)の関係性は非常に興味深い。いくつかの研究でB-lineとELWに相関があることが証明されている[5〜7]。Volpicelliら[5]は,ICUに入室して侵襲的血行動態モニタリングを行った患者の肺動脈楔入圧 pulmonary capillary wedge pressure(PCWP),ELWと肺エコー所見との関連を調べている。基本8領域でA-line主体の像であった場合,ELW index≦10 mL/kgと診断できる感度は81.0%で特異度90.9%であった。なお,この研究においては,

> **MEMO 2**
>
> 間質症候群という名前は，海外で使われている interstitial syndrome すなわち「間質の〜」「症候群」をあわせた造語である．しかし，日本においては厳密に間質の病態のみを反映しておらず，呼吸器内科，放射線科，病理に携わる医師からは，異議が唱えられている．そのため，超音波上特有の所見として和訳せずに sonographic interstitial syndrome としてはどうか，という提案がなされている．今後の用語の変化・統一に注意されたい．

PCWP と B-line の関連は証明されなかった．肺が"dry"なときは A-line 主体で，肺が"wet"になるにつれ B-line の数が増え，white lung（B-line の数が増えて融合し全体的に高輝度になった状態）となり，最終的に含気が消失すると consolidation pattern をとると解釈することができる（図8）．

■consolidation pattern

肺炎や無気肺では，肺の中の含気が少なくなるため実質臓器のような画像にみえ，cosolidation pattern と呼ぶ（図9）．含気のなくなった肺の中に，呼吸に合わせて高輝度な気体成分が気管支内を移動する dynamic air bronchogram が確認できることがあり，肺炎を示唆する所見として有用である[8]．

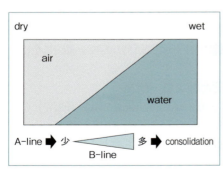

図8　A-line, B-line, consolidation pattern の関係

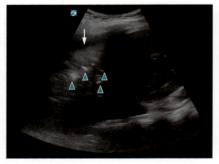

図9　無気肺
胸水に囲まれた実質臓器のように見える無気肺（矢印）．含気のある部分に，わずかに高輝度な部分が認められる（▲）．画面の右側は肝臓．

広範囲に consolidation pattern が認められた場合，一見しただけは肝臓や脾臓といった実質臓器と判別が困難なことがあり，注意が必要である（**MEMO 3**）。

● 肺炎診療への応用と知見

超音波での肺炎の診断に関して，近年多数の研究が報告されている。1996〜2014 年までに発表された 20 研究のメタ解析（市中肺炎，人工呼吸器関連肺炎双方を含む）では，超音波での肺炎診断の感度 85％，特異度 93％ と非常に良好な結果を示している[9]。多くの研究で超音波での肺炎の診断の基準として consolidation pattern, focal interstital syndrome を用いている。また肺炎の経過観察にも用いられており，治療が奏効した場合は，肺の含気が改善してくることで，それを確認できる。つまり，炎症が強い時期には完全に含気の消失した consolidation pattern であったところが，含気が改善して multiple B-lines となり，さらには A-line 主体になるといった経過をたどる。肺エコーをうまく活用することで，肺炎の早期診断や胸部 X 線写真の撮影回数の減少に役立つ可能性がある。また胸部 X 線写真が撮影できない環境では，決定的なツールにもなり得るであろう。

■ 胸腔内液体貯留（胸水，膿胸，血胸）

超音波による胸腔内の液体成分の検出感度は非常に高く，5 mL 程度の少量の液体でも検出可能といわれている[1]。液体成分は後背側に貯留しやすいため，後腋窩線上から見上げるようにプローブを当てると確認しやすい（図 10）。

　この部位から見る肺が正常であれば，吸気とともに肺が肝臓もしくは脾臓の上を覆うため，一部が隠れ，呼気とともに再び見えるようになる。あたかもカーテンを開け閉めしているように見えるため，これを curtain sign と呼んでいる（動画④）。胸腔内に多量の液体成分が貯留すると，この curtain sign は消失する。多くの胸水は低輝度に描出されるが，膿性成分や血性成

> **MEMO 3**
>
> この consolidation pattern は背外側で観察しやすいことから，Dr. Lichtenstein は，postero-lateral alveolar and/or pleural syndrome (PLAPS) と表現している。

分が混入すると輝度は高くなる。血胸の場合，肝臓や脾臓とほぼ等輝度になることがあり，一見しただけでは見逃しやすいので注意する。膿胸の場合は，液体内に隔壁が見えることがあり，この所見はCTよりも感度が高い[1]。

■ 胸水量の概算方法

胸水量はエコーで推定することが可能である。ここではBalikら[10]が報告した方法を紹介する。ICUにおいて，人工呼吸器管理を受け，かつ胸水を認めた81例を対象に，頭部15°挙上の状態でプローブを後腋窩線上から皮膚に垂直に当てて断面を描出し，呼気終末における横隔膜のドームの頂点と肺底部（図11 破線）の距離を測定した。その後，穿刺して完全に胸水を除去して計測した胸水量と距離の関係を調べたところ，胸水量（mL）＝20×距離（mm）の関係にあることが証明された。

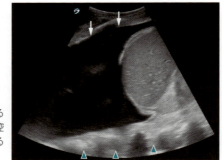

図10 spine sign
胸腔内が低輝度に描出され，多量の胸水があることを示している（矢印）。胸水があると，胸腔を通して脊椎を見ることができるようになる（▲）

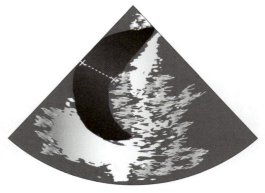

図11 胸水量の測定
〔Balik M, et al. Ultrasound estimation of volume of pleural fluid in mechanically ventilated patients. Intensive Care Med. 2006;32(2):318-321より作成〕

■横隔膜エコー

横隔膜の機能を超音波で評価することができる。人工呼吸器管理，特に離脱の可否を検討する際に有用な情報が得られることがある。方法は大きく 2 つあり，1 つは横隔膜の全体的な動きをみる方法で，もう 1 つは横隔膜の収縮を計測するものである[11]。

前者はコンベックス型もしくはセクター型プローブを用い，肋骨弓下鎖骨中線上もしくは前腋窩線上にプローブを当て，横隔膜の全体的な動きを目視する。M モードで計測する方法もある（図 12）。この方法は，横隔神経麻痺などで横隔膜の運動が極端に低下しているような場合にわかりやすい。

後者は，10MHz 以上の高周波数のリニア型プローブを用いる。前腋窩線上から超音波を当てると，肝臓もしくは脾臓の上に三層の構造物が確認できる。内側の低輝度な部分が横隔膜で，外側の高輝度な部分は胸膜もしくは腹膜である。吸気時に横隔膜は収縮するため，正常であれば吸気時の横隔膜厚（Tdi）は増大する。呼気時と吸気時に内側の低輝度の部分の距離を計測して，その変化を $\Delta Tdi(\%) = 吸気時 Tdi - 呼気時 Tdi / 呼気時 Tdi$ で表す。人工呼吸器関連横隔膜障害が近年注目されているが，人工呼吸器管理下では経時的に Tdi，ΔTdi ともに低下する[12]。

呼吸器離脱の予測にも自発呼吸試験 spontaneous breathing trial（SBT）中に $\Delta Tdi \geq 30\%$ であった場合は成功率が高いとする研究がある[13]。

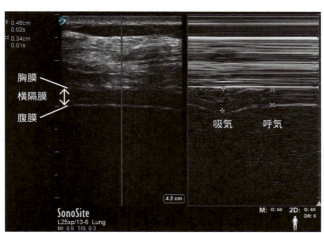

図 12 実際の症例
吸気時（X）と呼気時（+）に高輝度のラインの内側を M モードで計測している。吸気時 4.8 mm，呼気時 3.4 mm で $Tdi \fallingdotseq 40\%$ となり，横隔膜機能は保たれていると考える。

肺エコーは専門家が検査室で時間をかけて行うものでは決してない。患者の最も近くにいる臨床家こそが習得すべき技術であり，所見が得られたまさにその場で decision making に活用できることこそが最大の利点である。その意味で肺エコーの立ち位置は，"画像診断装置"というよりむしろ"身体所見"に近いと言ってもよいだろう。外来で，救急の現場で，病棟で，ICU で，手術室で，在宅診療で，是非聴診器を当てるように気軽に肺エコーを行っていただきたい。本章をきっかけに肺エコーがますます普及することを願ってやまない。

〈小山 洋史〉

● 文献

1. Soni NJ, Arntfield R, Kory P. Point-of-Care Ultrasound. Philadelphia：Elesivier, 2015.
2. Volpicelli G, Elbarbary M, Blaivas M, et al. International evidence-based recommendations for point-of-care lung ultrasound. Intensive Care Med. 2012；38：577-91.
3. Lichtenstein DA. Lung ultrasound in the critically ill. Ann Intensive Care. 2014；4：1-12.
4. Bouhemad B, Mongodi S, Via G, et al. ultrasound for "lung monitoring" of ventilated patients. Anesthesiology. 2015；122：437-47.
5. Volpicelli G, Skurzak S, Boero E, et al. Lung ultrasound predicts well extravascular lung water but is of limited usefulness in the prediction of wedge pressure. Anesthesiology. 2014；121：320-27.
6. Jambrik Z, Gargani L, Adamicza Á, et al. B-lines quantify the lung water content：a lung ultrasound versus lung gravimetry study in acute lung injury. Ultrasound Med Biol. 2010；36：2004-10.
7. Enghard P, Rademacher S, Nee J, et al. Simplified lung ultrasound protocol shows excellent prediction of extravascular lung water in ventilated intensive care patients. Crit Care. 2015；19：36.
8. Lichtenstein D, Mezière G, Seitz J. The dynamic air bronchogram. A lung ultrasound sign of alveolar consolidation ruling out atelectasis. Chest. 2009；135：1421-5.
9. Alzahrani SA, Al-salamah MA, Al-madani WH, et al. Systematic review and meta-analysis for the use of ultrasound versus radiology in diagnosing of pneumonia. Crit Ultrasound J. 2017；9：6.
10. Balik M, Plasil P, Waldauf P, et al. Ultrasound estimation of volume of pleural fluid in mechanically ventilated patients. Intensive Care Med. 2006；32：318-21.
11. Matamis D, Soilemezi E, Tsagourias M, et al. Sonographic evaluation of the di-

aphragm in critically ill patients. Technique and clinical applications. Intensive Care Med. 2013 ; 39 : 801-10.
12. Zambon M, Greco M, Bocchino S, et al. Assessment of diaphragmatic dysfunction in the critically ill patient with ultrasound : a systematic review. Intensive Care Med. 2016 ; 43 : 1-10.
13. DiNino E, Gartman EJ, Sethi JM, et al. Diaphragm ultrasound as a predictor of successful extubation from mechanical ventilation. Thorax. 2014 ; 69 : 423-7.

4章

Circulation：FATE
緊急病態の把握に役立つFATEをやってみよう

　緊急で心機能の低下した患者に遭遇し，何とかして心臓の情報を得たいと思った経験は誰しもあるだろう。その状況で必要な情報は，例えば左室駆出率（LVEF）が60%か50%か，ではない。60%か30%か，心タンポナーデがあるかないか，重度の大動脈弁狭窄があるかないか，という大局にかかわる情報である。重症患者への心エコーは，その患者の全身状態次第では5分も費やすべきではない。

　緊急で行う心エコーやショック患者に行う心エコーと，生理検査室で行う心エコーの違いは何か。一言で言えば，見方を変えただけである。必要最低限な情報に絞り，循環器の専門医でなくても簡単に習得できる技術として提示したものが"point-of-care"な心エコーである（MEMO 1）。

　本章は，心疾患の有無にかかわらず，緊急性がある患者に心エコーを使って対応したことのある医師であれば，当たり前の思考を文章化し，解説を加えたものである。

心エコー画像へのアプローチ

■TTEかTEEか

　得られた画像の解釈は経胸壁心エコー（TTE）も経食道心エコー（TEE）も同一である。TTEは非侵襲的であるが，描出が困難な状況も多い（例えば心臓手術の術中・術後，ドレーン，創部の存在などがプローブ操作を邪魔する）。描出自体はプローブ挿入が容易な状況（例えば気管挿管中）であればTEEのほうが容易である。心エコーに対する姿勢として，まずは非侵襲的なTTEにトライする。それでも問題解決が得られないときは，TEEの侵

> **MEMO**
>
> 近年，緊急病態に対応した心エコー検査は，救急・集中治療領域で身につけるべき素養の1つであると，各方面から提言されている。その呼び方は，CCE（critical care echocardiography），FATE（focuse assessed transthoracic echo），FOCUS（focused echocardiography），FEEL（focused echocardiography in emergency life support）など，さまざまある[1]が，その基本概念は同一である。

襲を許容できるならば，TEE も怯むことなく検討すべきである。

■使用する view

基本となる view は，傍胸骨左室長軸像，傍胸骨左室短軸像，心尖部四腔像，心窩部四腔像である。下大静脈（IVC）の評価，胸膜評価を基本に含む文献[1]もある。筆者は，下大静脈の評価も胸膜の評価も描出方法さえ知っていれば簡単にできるため，基本に含むべきと考える。

描出のコツ

■オリエンテーションマーカー

まず，オリエンテーションマーカー（OM）〔Part 1 1 章「描出設定とノボロジー，プローブの特徴」（7 ページ）参照〕の向きを覚えなければ，正しい画像の描出はできない（初学者の躓きやすい点でもある）。図1 のように，OM を母指に見立てれば，「手のひらを返すように」と覚えると，慌てていても忘れない。

■傍胸骨左室長軸像

心臓を探しながら，プローブを上位肋間から下方にスライドさせる。上下の肋骨と胸骨，肺が，超音波を心臓に到達させる際の障害物となる。プローブを寝かせる（胸壁寄りの断面を描出する）と三尖弁が映り，プローブを立てる（背側寄りの断面を描出する）と僧帽弁，大動脈弁が描出される（図2）。胸壁側（前）に右心系，背側（後）に左心系が位置しているが故である。

OM を時計回りに右肩方向へ向けると，左室が最も長く，つまり長軸像が

何がどう見えるのか | Part 1

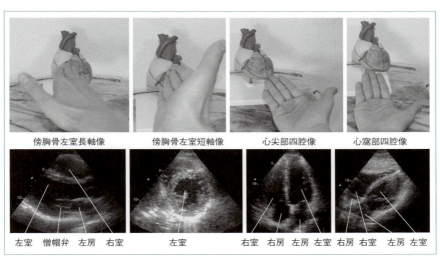

図1 オリエンテーションマーカー（母指）の向きと基本の view

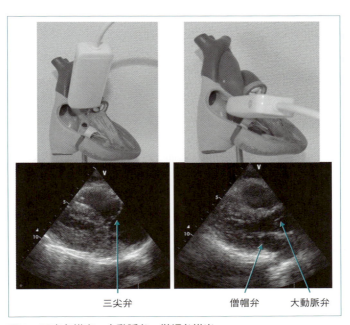

図2 三尖弁描出→大動脈弁，僧帽弁描出

43

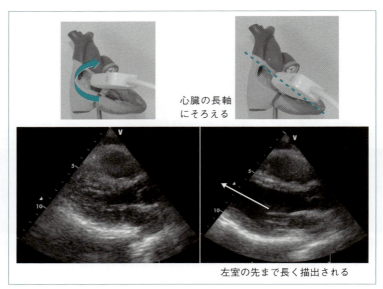

図3 心臓の長軸にエコー断面をそろえる

描出される（図3）。心臓の軸は斜め方向であることを意識する。

■ 傍胸骨左室短軸像

先述の長軸像がしっかり描出できていれば，そこから時計回りに90°回転すると短軸像が得られる。回転させるときに軸がずれてしまうと見失う。その場合は，いったん長軸像に戻る。心臓の斜めの軸を意識して右上から左下方向にプローブを扇動すると，心基部〜心体部〜心尖部が描出できる（図4）。

■ 心尖部四腔像

傍胸骨左室短軸像から心尖部の位置を推定し，そこへプローブを滑らせる（図5-A）。プローブを立てる（尾側の断面を描出する）と心房が見えなくなり，プローブを寝かせる（頭側の断面を描出する）と左房が見え，さらには頭側に位置する大動脈弁が描出される（図5-下段）。プローブを反時計回りに回転すると，右心系の断面が画面から消えていく。

何がどう見えるのか Part 1

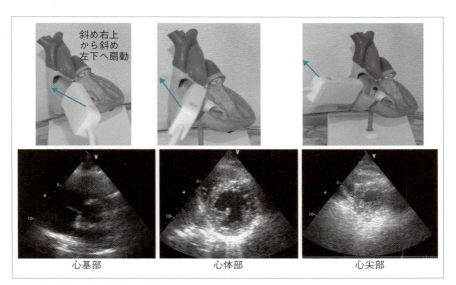

図4　傍胸骨左室短軸像の描出

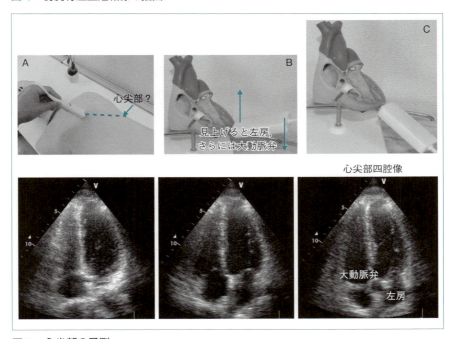

図5　心尖部の予測

45

■ 心窩部四腔像，IVC

剣状突起を触診し，その直下からのぞき込む（図6）。四腔像がうまく描出されないときは，プローブを少し回転させてみる。プローブを立てる（尾側の断面を描出する）と，右房につながるIVCが描出される。

■ ドプラはどうするか

ドプラを心エコーの基本レベルで行うかは文献により異なるが，1つ言えることは，緊急時にドプラで評価したい病態は，重度の弁膜症，シャントであり，正確な定量評価ではない。さらに言えば，正確な定量評価は，正確な描出と専門的な知識にもとづいて行われるべきであり，簡単に習得できる代物ではない。時間に余裕ができた際に専門医にコンサルトすることを前提に，「軽症寄りか重症寄りか」という大雑把な把握にとどめることを肝に命じながらトライするのがおすすめである。

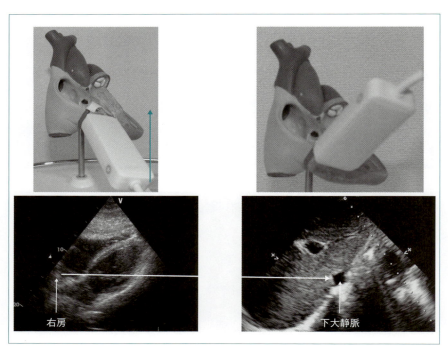

図6　心窩部四腔像で右房からIVCを描出

臨床実践

■プローブ選択

一般にプローブはセクター型を選択する（図7）。リニア型，コンベックス型でも描出できないことはないが，心エコーは図8のように狭いウインドウから超音波ビームを入れなければならない。そのため，リニア型を短くコンパクトにしたセクター型が適切である。

■非専門医が心エコーをするとき

術前スクリーニングや緊急時の病態把握などは，専門医レベルの詳細な観察を必ずしも要するわけではない。循環器を専門としていなくても以下の点を念頭に評価すれば，大局的な判断は可能である。

● 全体的な収縮能

計測にこだわる必要はない。過収縮もしくは低収縮を判断する。ただし，LVEF 60%がどのように見えるかを知っておく必要はある。正常例を複数回経験することも重要である。

● 心筋肥大の有無

一般的に心筋肥大があれば拡張障害が存在すると言われている。拡張障害は，収縮能が保たれた心不全 heart failure with preserved ejection fraction (HFpEF) を引き起こす可能性があることに注意する。

● 局所壁運動異常

虚血性心疾患（既往も含む）の有無を判断する。局所壁運動低下の判定は初

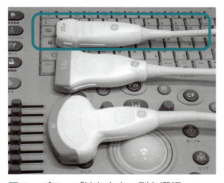

図7 プローブはセクター型を選択

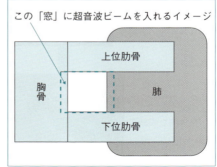

図8 心エコーのウインドウ

学者にとっては難しいが，コツは，疑しき部位の対側を見ることである。壁運動低下部位の対側は代償性に過収縮になることが多いからである。斜め切りの断面だと収縮が不均一に見えることに注意する。

● **右心負荷**

右心系の圧上昇があれば，右心拡大が生じ左心系を圧迫する。通常，右室は左室より小さい。よって，心尖部四腔像で右室が左室と同等の大きさに見えれば，それは右室拡大と言える。左心系の圧迫は，傍胸骨左室短軸像で心室中隔の扁平化の有無に着目し判断する。

● **大動脈弁，僧帽弁の重症弁膜症**

血行動態に影響を与える弁膜症は中等症以上の弁膜症のみ，と考えておく。各弁膜症に関しては後述する。

■ 基本心機能評価と得意な view

上記で挙げた項目は，図9のような流れで把握していくと効率的である。
・全体的な収縮能→心窩部四腔，傍胸骨左室長軸，傍胸骨左室短軸像

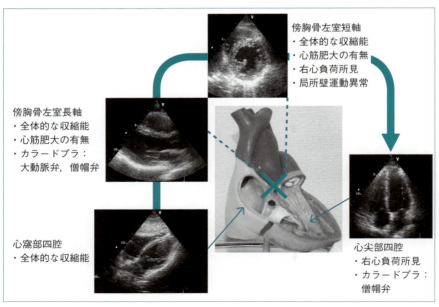

図9　スクリーニングの流れ

- 心筋肥大の有無→傍胸骨左室長軸, 傍胸骨左室短軸
- 右心負荷所見→傍胸骨左室短軸, 心尖部四腔
- 局所壁運動異常→傍胸骨左室短軸
- 大動脈弁/僧帽弁の弁膜症→傍胸骨左室長軸, 心尖部四腔像, カラードプラ

■初学者でも可能な半定量評価

心エコーのなかでも, 弁膜症の定量評価は最も深遠な領域である。正確な定量評価は熟練した検者でないと難しい。ただし, 非循環器医であっても, 定性評価もしくは半定量評価で大局を見極めることは可能である。ここでは中等度以上 (moderate, severe) の目安を提示する。

●大動脈弁閉鎖不全症

傍胸骨左室長軸像で評価する。半定量評価として逆流ジェットの性状を観察する方法が2点, 腹部大動脈を観察する方法が1点ある。端的に言えば逆流ジェットが太く長くなれば重症に近づくと考えればよい。うっ血があれば, それ次第でエコー上の重症度が軽減することもあることにも注意する。

①ジェットの到達距離
- Ⅰ度 (逆流ジェットが僧帽弁前尖まで)
- Ⅱ度 (乳頭筋手前まで)
- Ⅲ度 (左室内腔の2/3まで)
- Ⅳ度 (心尖部まで)

②ジェット幅/左室流出路幅 (図10)

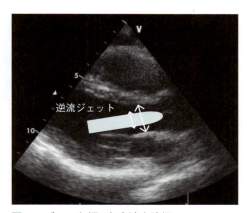

図10 ジェット幅/左室流出路幅

- moderate：25～65％
- severe：65％ 以上

③腹部大動脈の汎拡張期逆流

左室に逆流する血流が腹部大動脈で観察できるときは重症である。腹部より腹部大動脈を描出し，パルスドプラ法で観察する。

● 僧帽弁閉鎖不全症

傍胸骨左室長軸像もしくは心尖部四腔像で評価する。大動脈弁閉鎖不全症と同様，逆流ジェットの性状を観察する。うっ血があれば，それ次第でエコー上の重症度が軽減することもあることにも注意する。

①逆流ジェットの到達距離

左房を3分割し，どこまでジェットが到達しているかで，mild，moderate，severe を判定する。わかりやすくは，**逆流ジェットが左房後壁まで達し，折り返しているときは severe MR あり**，と考えてよい（図11）。

②逆流ジェットの左房面積に占める割合

左房面積に対して，
- moderate：20～40％
- severe：40％ 以上

と理解する（図12）。

● 三尖弁閉鎖不全症

三尖弁の逆流ジェットは心尖部四腔像か，傍胸骨左室長軸像からプローブを少し倒した胸壁側の断面（図13）で描出しやすい。三尖弁閉鎖不全症は僧

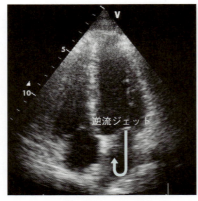

図11 折り返し血流：severe MR

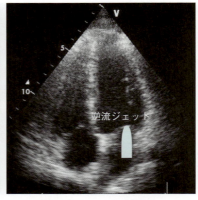

図12 逆流ジェット／左房面積

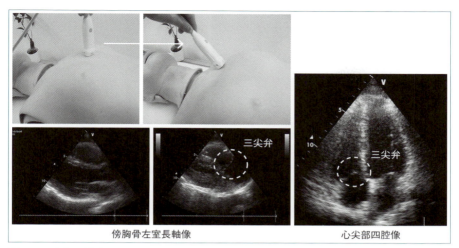

図13 三尖弁の描出

帽弁閉鎖不全症ほどには重症判定が確立されていないが目安としては，僧帽弁閉鎖不全症と同様に，右房面積に対して

・moderate：20〜40%
・severe：40% 以上

と考えてよい。ここで重要なことは逆流ジェットから肺動脈圧を推定し，肺高血圧をアセスメントすることである。

● 肺高血圧の判断

三尖弁逆流ジェットの流速は右室，右房間の圧較差を反映する。その速度を測定することで以下の計算式から右室圧（収縮期）を推定することができる（図14）（MEMO 2）。

$4 \times$（三尖弁逆流ジェット速度）^{2} ＋右房圧＝右室圧（収縮期）

そして右室圧（収縮期）＝肺動脈圧（収縮期）であり，肺高血圧の有無をアセスメントできる。

● 大動脈弁狭窄症

まず，傍胸骨左室長軸像で，**①石灰化**，**②開放性**，**③心筋肥大**の3点の情報を頼りに，大動脈弁狭窄症の存在を探る（図15）。疑わしければ大動脈側にカラードプラを当て**モザイク信号がみられるか**確認する（図16）。半定量的な重症度評価は圧較差の測定（最大圧較差もしくは平均圧較差）で行う。心

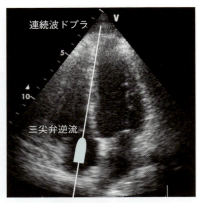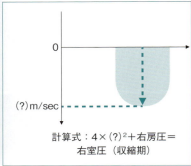

図14 三尖弁血流速度測定

尖部三腔像(心尖部四腔像から反時計回りに120°回転させて得られるview)か,心尖部五腔像(心尖部四腔像から少しだけ心基部に向けて見上げたview)で大動脈弁〜大動脈を描出する。そしてカラードプラを用いて大動脈側の血流に連続波ドプラを当てる(図17)。

①最大圧較差
・moderate:50〜80 mmHg
・severe:80 mmHg 以上

②平均圧較差(波形をトレースし算出する)
・moderate:25〜40 mmHg
・severe:40 mmHg 以上

> **MEMO 2**
>
> 右房圧は IVC からアセスメントできる。例えば,静的指標としての IVC 径,動的指標としての呼吸性変動を利用して,以下のような推定もできる。ただし,細かい数値は文献によって幅があるので,あくまで参考程度にとどめたい。
>
> ・右房圧推定
> IVC 径 2.0 cm 以下→呼吸性変動 50% 以上→推定右房圧 5〜10 mmHg
> IVC 径 2.0 cm 以下→呼吸性変動 50% 以下→推定右房圧 10〜15 mmHg
> IVC 径 2.0 cm 以上→呼吸性変動 50% 以上→推定右房圧 15〜20 mmHg
> IVC 径 2.0 cm 以上→呼吸性変動 50% 以下→推定右房圧 20 mmHg 以上

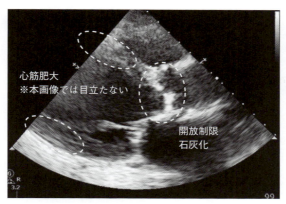

図15 大動脈弁狭窄症

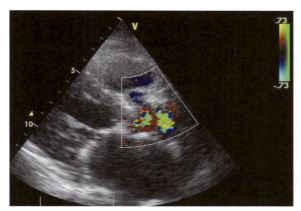

図16 モザイク信号

　心収縮能低下が合併している際は重症度に反して圧較差も低下し，重症度を過小評価してしまう可能性（low-gradient AS）があることに留意する。

● 僧帽弁狭窄症

　まずは，傍胸骨左室長軸像で，①石灰化，②開放制限がないかよく観察する。重症度は心尖部四腔像か，心尖部三腔像で僧帽弁血流速度を評価し判定する。僧帽弁狭窄症では僧帽弁血流速度が増大する。僧帽弁の直上にサンプルボリュームを置き，パルスドプラ法を行う。描出された波形をトレースすれば平均圧較差が算出される。目安は，平均圧較差（波形をトレースし算出する）

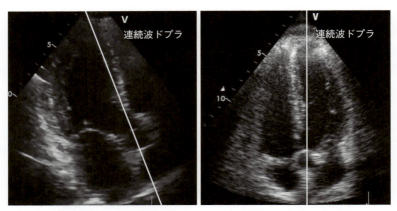

図17 心尖部三腔像，心尖部五腔像

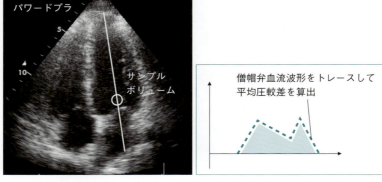

図18 僧帽弁血流速度：パワードプラ

・moderate：5〜10 mmHg
・severe：10 mmHg 以上
と考える（図18）。

■緊急病態で把握すべき疾患とその所見

CCE（critical care echocardiography）[2] では，レベル（competence）を Basic と Advance に二分している。

Basic CCEで把握すべき病態は，高度な循環血漿量減少，左心不全，右心不全，心タンポナーデ，急性の左心系弁逆流，心停止の原因検索，蘇生後の原因評価である．Advance CCEは，感染性心内膜炎，急性大動脈解離，鈍的心外傷，心内血栓，右左シャント，肺塞栓症（肺静脈内血栓），心筋梗塞関連の機械的合併症である．

　当然であるが，Basic CCEの病態のほうが非専門家にも捉えやすく，かつ，専門家を待たずに診療を進めなければいけない病態群である．以下では，ショック患者をおおむね網羅しているBasic CCEを中心に概説する．

● ショック患者に出会ったら

　ショック患者に対しては，病歴，身体所見，ほかの検査結果を総動員して，循環血漿量減少性ショック，血液分布異常性ショック，閉塞性ショック（気胸，心タンポナーデ，肺塞栓），心原性ショックのいずれかに落としこんでいく．その際，TTEを施行できるのであれば，表1のように整理できる．

　筆者はまず，IVCの描出を行い，閉塞性ショックの疑いがあるかを鑑別する．容量の判断は参考程度に留める．心窩部でIVCを評価したら，傍胸骨左室長軸像→短軸像→心尖部と描出を進める．

　左心系弁逆流は頻度が低く，あまり遭遇しない病態の1つでもある．これを見抜くコツは，左室が過収縮であるが，病歴などから循環血漿量減少性シ

表1　ショックの原因と心エコー所見

	ショック病型	心エコー所見
循環血漿量減少	循環血漿量減少性 血液分布異常性	左室狭小化，左室過収縮，下大静脈虚脱，下大静脈呼吸性変動大
左心不全	心原性	左室拡大，全体的な左室収縮能低下，局所壁運動異常
右心不全	閉塞性	右室拡大，心室中隔圧排化，下大静脈緊満，下大静脈呼吸性変動小
心タンポナーデ	閉塞性	心嚢液貯留，拡張期右室虚脱，下大静脈緊満，下大静脈呼吸性変動小
急性の左心系弁逆流	心原性	左室過収縮，ドプラで大量の弁逆流

Mayo PH, et al. American College of Chest Physicians/La Société de Réanimation de Langue Française statement on competence in critical care ultrasonography. Chest. 2009 ; 135 : 1050-60 より作成

ョックの様相も敗血症性ショックの様相も呈さないときに，カラードプラに切り替えれば大量の弁逆流が見つかるかもしれない。

■ Basic CCE のコンセプト

Basic CCE のコンセプトをまとめると表2のようになる。要は，心エコーも病歴，身体所見，ほかの検査と同列で，患者に迫る手がかりの1つに過ぎない。便利（低侵襲，時間を要さない，場所を選ばない）な手がかりではある。ただし，5分で終えれば低侵襲かもしれないが，ショック患者に20分を費やせば十分に高侵襲である。「適度に頼る」が肝である。

■ どんな時に循環器科に相談するか

循環内科側にとって知っておきたい病態は，循環器内科としての侵襲的介入が必要かつ可能な病態である。具体的には，虚血性心疾患の疑いがその典型例であろう。それ以外の心臓関連の重症病態の疑いはタイミングで選んでコンサルトするスタンスでよい。しかし後々，中長期的にフォローする必要性が高いことは間違いないので，必ずどこかのタイミングではコンサルトを行う。スピード感としては，心臓以外の病態の緊急度との天秤にのせて考えればよい。

　非循環器科側の立場からもコンサルトのタイミングを考える。心エコーはまず画像の描出があり，そのうえで得た画像の解釈を行い，診療に反映させていく。よって，第一に描出不良の際は曖昧な評価にとどめず，コンサルトすべきである。第二に画像の解釈に関して，中等症以上の重症度が疑われ，かつ判断に迷う際もコンサルトを検討する。コンサルトの主旨を明確にして，その旨をプレゼンテーションすれば嫌な顔をする循環器科医はいない（と信じたい）。

表2　Basic CCE のコンセプト

- 緊急病態に的を絞った評価，得られた所見は診療に直結
- 定量評価より定性評価
- 感度より特異度を重視
- 不確かな所見は必ずコンサルテーション

- 過信しない
- 描出不良ならば早々に諦める

上の4つは Basic CCE の序文から，さらに下の2つを筆者が加えた

● ● ●

緊急重症患者にとって，低侵襲かつ検査結果を即座に得られるエコーのメリットは非常に大きい。心エコーは，描出テクニックは難しい部類に入るだろう。しかし，こと重症病態の把握に関しては，正確な描出ができなくても，（過信さえしなければ）大筋を外さない診療が可能になるし，初学者であっても指導者，教材（患者）さえ手に入れば，その技能取得はそう難しくもない。

〈吉田 拓生〉

● 文献
1. Oren-Grinberg A, Talmor D, Brown SM. Focused critical care echocardiography. Crit Care Med. 2013；41：2618-26.
2. Mayo PH, Beaulieu Y, Doelken P, et al. American College of Chest Physicians/La Société de Réanimation de Langue Française statement on competence in critical care ultrasonography. Chest. 2009；135：1050-60.

5章 Dysfunction of CNS：視神経鞘エコー

ベッドサイドで非侵襲的にICPをモニタリングしよう

救急室での頭部外傷やICUでの肝不全，髄膜炎など，頭蓋内圧intracranial pressure（ICP）亢進を疑う病態の場合，通常はCT所見からの推定および適応があればICPセンサー挿入によるモニタリングを行うが，侵襲的である（MEMO）。最近，いくつかの研究[1,2]で，ICPの直接測定値と視神経鞘径optic nerve sheath diameter（ONSD）測定値が良好な相関関係を有する（図1）ことが報告され，ベッドサイドで非侵襲的に簡単にICPをモニタリングできる検査として，超音波でのONSD測定が提案されている。

> **MEMO**
>
> ICP亢進を疑う場合，非侵襲的な検査として，検眼鏡や経頭蓋ドプラtranscranial Doppler（TCD）超音波検査なども用いられてきた。しかし，検眼鏡による視神経円板の浮腫所見は定性的であり，またICP亢進が遷延したあとにしか表れないとされる。一方のTCDは血流速度を測定しているので血管に狭窄があると血流量の増大やICPの上昇を反映しない可能性がある[3]などの問題点がある。

解剖学的および生理学的な事項

視神経は中枢神経の白質に属し，視神経管から眼球に伸び，眼窩内部ではS字状の形で走行する。視神経は軟膜，脳脊髄液，くも膜，硬膜に囲まれ，視神経鞘を形成する[4]（図2）。視神経を取り囲むくも膜下腔は頭蓋内のくも膜

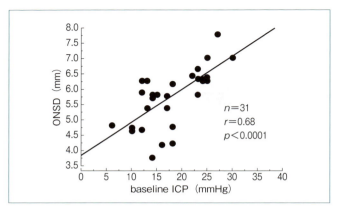

図1 頭部外傷患者における ICP と視神経鞘径の相関
ONSD：ICU 入室後に ONSD を測定，両眼での最大値を採用
baseline ICP：ONSD 測定して1時間以内に挿入した脳実質圧測定センサーでの値
(Geeraerts T, et al. Ultasonography of the optic nerve sheath may be useful for detecting raised intracranial pressure after severe brain injury. Intensive Care Med. 2007 ; 33 : 1704-11 with permission of Springer)

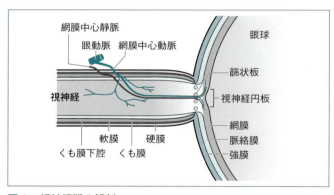

図2 視神経鞘の解剖

下腔と連続する。そのため，ICP が上昇すると視神経鞘は膨張する[3]。

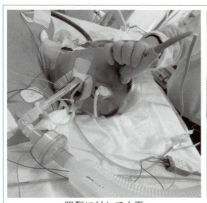 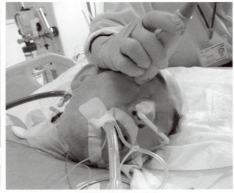

| 眼裂に対して水平 | 眼裂に対して垂直 |

図3 ONSDの測定

視神経鞘の描出法

　視神経鞘の観察にBモード超音波が使われたのは，1980年代である。高周波リニア型プローブ（≧7.5 MHz）が開発され，ONSDの測定が可能になった[3]。リニア型プローブは側頭骨方向から当て，検者の手は前額部に置き，ゼリーをたっぷり使い，眼球への圧迫がかからないようにする。送信周波数は7.5 MHz以上を用いる。深度は約40 mmとする。眼球は正中位がよい。
　筆者は，超音波装置はSonoSite M-Turboを，プローブはSonoSite L25x/13-6を用いている。

ONSD測定の実際

　ONSD測定は，上眼瞼にプローブを眼裂に対して水平と垂直のそれぞれで当て（図3），平均を求める[1]。両眼でこれを行い，4つの計測値の平均を求める[5]という報告もある。
　視神経鞘は内側から，視神経は低エコー性に，軟膜は高エコー性に，髄液は無エコーまたは低エコー性に，硬膜は高エコー性に描出される。軟膜の内側の間を視神経径 optic nerve diameter (OND) とし，硬膜の内側の間をONSDとする。ONDとONSDは視神経円板から3 mm後方で測定する（図4）[6]。

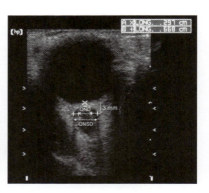

図4 視神経鞘の超音波画像
(Geeraerts T, et al. Non-invasive assessment of intracranial pressure using ocular sonography in neurocritical care patients. Intensive Care Med. 2008 ; 34 : 2062-7, with permission of Springer)

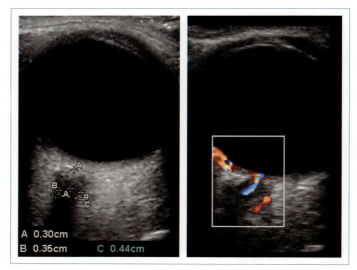

図5 カラードプラによる網膜中心動脈の描出

　カラードプラを用いると視神経内に網膜中心動脈が描出できることもある（図5）。
　測定に際して，篩状板（視神経が強膜を貫く箇所では強膜は弱くなっており，ふるいに例えて篩状板と呼ばれる）によるアーチファクトの可能性を指摘した報告[7]もあるが，Geeraertsら[8]は，測定を水平および垂直方向から

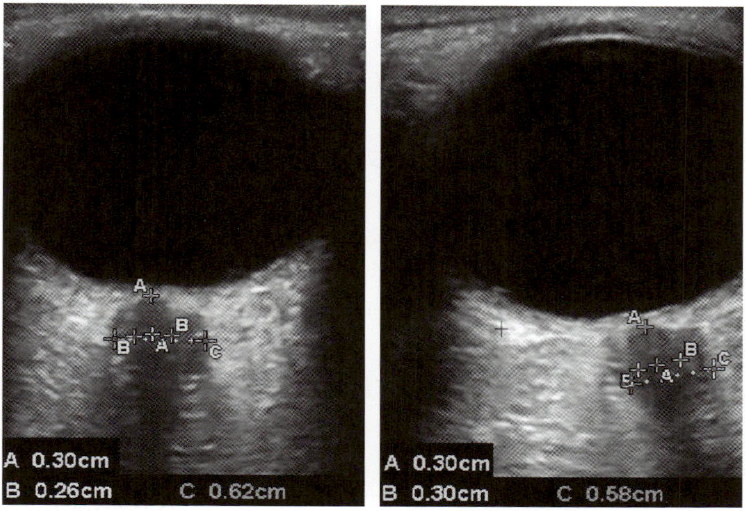

図6 軽度 ICP 亢進症例（50 歳の男性）

行うことや 7.5 MHz 以上の高周波プローブを用いることでアーチファクトは防げるとしている。

　名古屋大学医学部附属病院 外科系集中治療部で診療した急性 A 型大動脈解離，広範囲脳梗塞合併症例において ONSD 測定を行った（図6）。左眼水平位で 62 mm，垂直位で 58 mm，平均 60 mm であり，軽度の ICP 亢進が示唆された。

人体の安全性の問題

　超音波検査で忘れてならないのは，人体への影響である。すなわち，①気泡発生による組織障害，②熱エネルギーへの変換による局所の温熱作用が生じる。これらが時に，生体組織に侵襲的に作用し得る。超音波装置にはそれぞれ，mechanical index（MI），thermal index（TI）という出力エネルギーの指標があり，装置上にも表示されている[9]。眼球エコーの場合，米国食品医薬品局（FDA）の勧告では MI＜0.23，TI＜1.0 が 1 つの指標となっている。

　眼球や胎児の観察においては，超音波のエネルギーが時に有害となるおそれがあるため，最小限のエネルギーで短時間に観察を行うことが望まし

い[3,10]。眼球に対する超音波の影響を踏まえて,日本国内のほとんどのメーカーの装置では使用禁忌となっている。SonoSite社のプローブL25x/13-6は眼球に対しての使用が医療認可されている。

■ ゼリーが目に入っても大丈夫？

一般的な超音波検査用ゼリーは,ゼリー内の細菌の増殖が抑えられるように防腐剤を配合しているが,成分に水分を含んでいることから細菌による汚染のリスクを避けることができない。ゼリーの細菌汚染の確率は低い[11]とする報告がある一方で,ゼリー内に細菌や真菌が混入した場合に緑膿菌,大腸菌,真菌は長時間生存している可能性があること[12]を指摘する報告もある。ゼリーが目に入らないように注意するとともに,眼瞼が閉じきらない患者などではテガダーム®などでドレッシングすることも考慮する。

麻酔・救急・集中治療領域での診断および治療の真髄はpoint-of-careにある。すなわち,診療現場でいち早く病態の主要部分に迫ることである。今回紹介した視神経鞘エコーは,ICP亢進を早期に,かつ低侵襲に評価する強力な武器になる可能性があるが,感度・特異度とも未開拓と言わざるを得ない。従来のICP測定に代わるだけのエビデンスはまだ十分でない。今後,日本でも経験とデータが蓄積され,評価されていくことを期待する。

(貝沼 関志)

● 文献

1. Geeraerts T, Launey Y, Pottecher J, et al. Ultrasonography of the optic nerve sheath may be useful for detecting raised intracranial pressure after severe brain injury. Intensive Care Med. 2007;33:1704-11.
2. Maissan IM, Dirven PJ, Haitsma IK, et al. Ultrasonographic measured optic nerve sheath diameter as an accurate and quick monitor for changes in intracranial pressure. J Neurosurg. 2015;123:743-7.
3. Moretti R, Pizzi B. Ultrasonography of the optic nerve in neurocritically ill patients. Acta Anaesthesiol Scand. 2011;55:644-52.
4. 猪俣 孟監訳.眼の臨床解剖学.東京:医学書院,1993;329-59.
5. Dubost C, Le Gouez A, Zetlaoui PJ, et al. Increase in optic nerve sheath diameter induced by epidural blood patch:a preliminary report. Br J Anaesth. 2011;107:627-30.
6. Geeraerts T, Merceron S, Benhamou D, et al. Non-invasive assessment of intracranial pressure using ocular sonography in neurocritical care patients. In-

tensive Care Med. 2008 ; 34 : 2062-7.
7. Copetti R, Cattarossi L. Optic nerve ultrasound : artifacts and real images. Intensive Care Med. 2009 ; 35 : 1488-9.
8. Geeraerts T, Berges O, Merceron S, et al. Reply to Copetti and Cattarossi. Intensive Care Med. 2009 ; 35 : 1490-1.
9. 鈴木昭広. 超音波は本当に非侵襲的なのか？In：鈴木昭広編. こんなに役立つ肺エコー－救急ICUから一般外来・在宅まで. 東京：メジカルビュー社, 2015 ; 55.
10. Barnett SB, ter Haar GR, Ziskin MC, et al. International recommendations and guidelines for the safe use of diagnostic ultrasound in medicine. Ultrasound Med Biol. 2000 ; 26 : 355-66.
11. Lawrence MW, Blanks J, Ayala R, et al. Hospital-wide survey of bacterial contamination of point-of-care ultrasound probes and coupling gel. J Ultrasound Med. 2014 ; 33 : 457-62.
12. 平田千広, 山口登希子, 槇田喜之ほか. 院内感染対策を目的とした超音波ゼリーの衛生管理に関する研究. 超音波検技. 2016 ; 41 : 485-91.

Part 1 何がどう見えるのか

6章

DVT：下肢静脈エコー
すでに確立された下肢静脈エコーをDVTの診断に活用しよう

下肢の深部静脈血栓 deep vein thrombus（DVT）は肺血栓塞栓症の最も注意すべき塞栓源である。重症肺血栓塞栓症が，急性では数日で，慢性では数週間で進行性に発生すると想定すると，初期の段階で塞栓源を見つけることにより，重症化への阻止が可能かもしれない。上大静脈から遠位の静脈は，読者には特に解説を要しないと思われるので，今回は下大静脈から遠位の静脈エコーに限って記述する。

下肢静脈の走行

静脈は筋膜下を走行する深部静脈と，皮下，浅在筋膜上あるいは直下を走行する表在静脈，それらを結ぶ穿通枝に分類される。下肢深部静脈は，大腿部の大腿静脈および下腿部の膝窩静脈，前脛骨静脈，後脛骨静脈，腓骨静脈，筋肉内を走行する腓腹静脈，ヒラメ静脈からなる。表在静脈は大伏在静脈，小伏在静脈および穿通枝からなる（図1）[1〜3]。

深部静脈血栓が発生しやすい部位

大腿静脈中間部で初発する血栓はまれで，腸骨静脈血栓の末梢への進展か下腿静脈血栓の中枢への進展が多い。

下腿で最も血栓ができやすいのはヒラメ静脈，次いで腓骨静脈，後脛骨静脈である。日本人でヒラメ静脈径が7 mm以上でDVTが多いこと[4]，人工関節置換術後患者ではヒラメ静脈径10 mm以上で術後DVTや肺血栓塞栓症が多く[5]，新潟県中越地震直後の車中泊避難者では10 mm以上でDVTが多かった[6]と報告されており，超音波でヒラメ静脈径を計測する（図2）

67

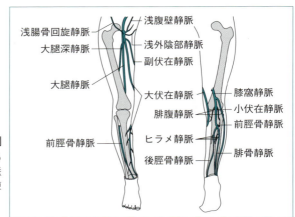

図1 下肢静脈の解剖
(桑山美智子,手にとるようにわかる下肢静脈エコーマニュアル,東京:ベクトル・コア,2005より作成)

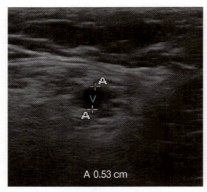
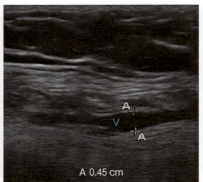

図2 ヒラメ静脈径の計測
49歳の女性,急性A型大動脈解離手術後。

ことがDVTを探す際の参考になる。

表在静脈の血栓が肺塞栓源になることはまれであるが,深部静脈に血栓が存在しないときには表在静脈および交通枝も検査する。

診断精度

静脈造影を基準検査とした下肢静脈エコーの診断精度の報告(**表1**)[7~9]によると,腸骨静脈系と下腿静脈系は診断精度が低く,後者のうち,静脈径が太い腓骨静脈やヒラメ静脈は比較的良好だが,静脈径が細い後脛骨静脈や腓腹

表1 下肢静脈エコーの診断精度

静脈	感度（%）	特異度（%）	診断精度（%）
下大静脈	—	100	100
総腸骨静脈	75	100	90
外腸骨静脈	89	100	92
総大腿静脈	100	100	100
浅大腿静脈	94	—	94
膝窩静脈	100	100	100
後脛骨静脈	11	97	82
前脛骨静脈	—	—	—
腓骨静脈	83	98	82
腓腹静脈	33	100	96
ヒラメ静脈	95	96	98

＊下肢深部静脈血栓症を疑われた症例で，下大～膝窩静脈は81症例の106下肢，後脛骨～ヒラメ静脈は29症例の48下肢を対象として診断精度を求めている．
応儀成二．下肢静脈血栓症の診断と治療：肺塞栓の視点から．静脈学 1998；9：263-70，応儀成二ほか．超音波断層法を用いた下肢静脈血栓症の診断．日外会誌 1990；91：424-30，応儀成二ほか．超音波断層法による下腿深部静脈血栓症の診断精度．血管無侵襲診断法研究会誌 1996；16：83-4 より作成

静脈では感度が低い．

準備

プローブは，大腿部，膝窩部には5～12 MHz リニア型，下腿部にはやせた患者ではリニア型，肥満患者ではより深部を観察できる3.5～5.0 MHz のコンベックス型を用いることが多い．

体位は，膝より大腿側は仰臥位がよいが，膝より下は腹臥位が観察しやすい．ただし，ICUでは患者を腹臥位にできないことが多い．その場合は，膝を軽く曲げ，外転，外旋させる（図3）．膝下をベッドから（安全面に気を

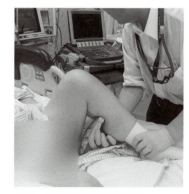

図3 仰臥位での検索手技

つけて）下垂させるなどの方法もある。外来の多くでは坐位を用いる[3]。

描出の実際

プローブの先端を持ち，小指で皮膚に触れながら，ゆっくりと前後左右に動かす。画面上では血管の短軸像で検査を行うのが基本で，プローブは下肢に対して垂直に当てる。

　血栓は，圧迫しても静脈の全部または一部が虚脱collapseしないことで確認する。これで明瞭でなければ，遠位側筋肉を手で押し（milking），カラードプラかパルスドプラでドプラの欠損像を描出する。ヒラメ静脈血栓を圧迫しても血栓が飛散する可能性はほとんどないが，膝窩静脈や大腿静脈では飛散したという報告があることから，愛護的に行う[1]。また，被検者に深呼吸してもらい，吸気時と比べて呼気時に血流が促進されるのをカラードプラかパルスドプラで確認する方法もある。

　一般に，血栓が形成されてから時間が経つほど輝度は高くなり，石灰化することもある。新鮮血栓は輝度が低く見えにくいので，圧迫法で確認するのがよい。血栓が形成された直後は辺縁が明瞭でないことが多いが，時間が経つと明瞭となる。

■大腿静脈（図4）

拍動の触れる大腿動脈の内側にある大腿静脈を見る。カラードプラかパルスドプラのサンプルボリュームを測定部位に置き，プローブの位置より遠位の

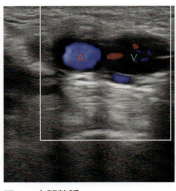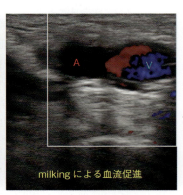

図4　大腿静脈
49歳女性，急性A型大動脈解離手術後。

大腿部を軽く milking して，血流が速くなるかどうか調べる．もし速くならなければ，より中枢側の閉塞が疑われる．次いで末梢側にプローブを動かし大伏在静脈分岐部を見る．さらにその2～3cm末梢側で大腿深静脈との合流部位となる．大腿静脈は内転筋腱裂孔で膝窩部方向へ走行を変えるまで描出可能である．

■膝窩静脈（図5）

膝窩静脈より末梢の観察は，できれば腹臥位で行うが，仰臥位の膝を軽く曲げ外転させる体位でもよい．下肢静脈は膝窩静脈までは1本の動脈に対して1本の静脈が併走しているが，下腿では2本の静脈が併走しているのが基本である[1]．膝窩静脈以下ではプローブで皮膚を圧迫しながら虚脱しない静脈があるか確認しながら短軸像で追っていく．

■小伏在静脈（図6）

膝窩部から正中で末梢にプローブをスライドしていくと膝窩静脈から小伏在静脈が分岐する．下腿正中部の目印とする[1]．

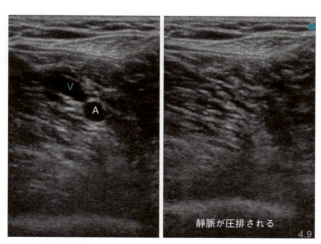

図5　膝窩静脈
77歳の男性，腹部大動脈瘤手術後．

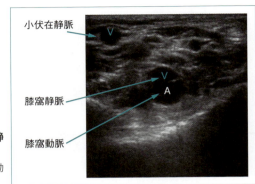

図6 小伏在静脈と膝窩静脈（左下肢）
49歳の女性，急性A型大動脈解離手術後。

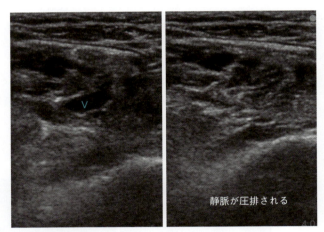

図7 腓腹静脈
77歳の男性，腹部大動脈瘤手術後。

■ 腓腹静脈（図7）

小伏在静脈のすぐ深部に腓腹筋が見え，膝窩静脈から腓腹静脈が分岐し，腓腹筋内を走る。

■ 後脛骨静脈，腓骨静脈（図8）

再び膝窩部に戻り，膝窩静脈を末梢側に追うと後脛骨静脈と腓骨静脈の分岐部となる。後脛骨静脈は下腿内側で脛骨に沿って脛骨に乗るような形で描出される。足関節内果のすぐ頭側から脛骨を指標にして膝方向へスキャンする

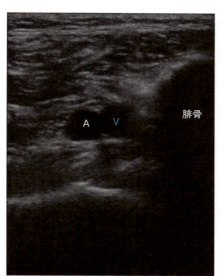

図 8 腓骨静脈
77 歳の男性, 腹部大動脈瘤手術後。

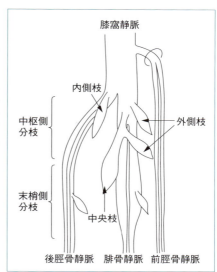

図 9 右下肢後面からみた中枢側ヒラメ静脈の解剖
(応儀成二. 下肢深部静脈血栓症の診断と治療:肺塞栓源の視点から. 静脈学 1998;9:263-70 より作成)

方法でも確認できる[3]。

　腓骨静脈は下腿外側で腓骨の内側横に描出される。腓骨静脈は後脛骨静脈の合流部からそのまま腓骨に沿ってスキャンする方法がよい[3]。

■ヒラメ静脈

　腓腹筋の深部にあるヒラメ筋は短軸像で凸レンズ状に見える1枚の大きな筋肉である。ヒラメ静脈には,下腿静脈の中枢側に合流するものと末梢側に合流するものがあるが,塞栓源として注意すべきは中枢側ヒラメ静脈である。中枢側ヒラメ静脈には,膝窩静脈を末梢側に描出して,膝窩静脈が腓骨静脈に移行した直後に分岐する中央枝と外側枝,膝窩静脈が後脛骨静脈に移行した直後に分岐する内側枝がある[7](図 9)。ヒラメ静脈は約 5 mm の紡錘型であり,最大分岐である中央枝は最大径 2 cm,全長 10 cm に達することもある[7]。ヒラメ静脈では末梢側を milking しても血流増加が得られずカラードプラでも評価が難しく,圧迫法以外に適当な方法がない[7](図 10)。

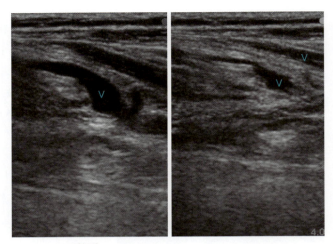

図10 ヒラメ静脈
49歳の女性,急性A型大動脈解離手術後。

　血栓検索のコツは,血栓があると血管がやや拡張を示すことが多いため,大きめの静脈から確認することである[3]。また拡張を示さない静脈血栓例は慢性期に多く,エコー輝度がやや上昇している。静脈内部のエコー輝度に注意して血栓検索を行う。

■前脛骨静脈（図11）

前脛骨静脈は,膝窩静脈が後脛骨静脈と腓腹静脈に分かれる前に,膝窩静脈から分岐する。通常は仰臥位で,脛骨と腓骨をつなぐ下腿骨間膜の前面に描出される。下腿の中央付近で同定し,膝方向と足先方向でスキャンする方法がよい。前脛骨静脈に血栓が発生することは少ない[3]。

■穿通枝

深部静脈と表在静脈をつなぐ交通枝である。穿通枝の静脈弁が正常なら,血流は表在静脈から深部静脈へ流れる。弁が障害されて深部静脈から表在静脈へ逆流すると静脈瘤ができる。またDVTがあっても逆流する。Dodd,Boyd,Cockettなどの穿通枝があるが,付近の血管を観察する際に同時に観察する[3]。

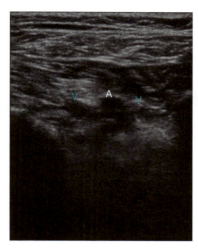

図11 前脛骨静脈
77歳の男性，腹部大動脈瘤手術後。

■腸骨静脈，下大静脈

ほぼ正中，剣状突起下で下大静脈と大動脈を同定する。そのまま尾側にスキャンし，左右の総腸骨静脈を観察する。コンベックス型プローブを用いることが多いが，腸管のガスで描出が難しい場合も多い（特に左）。ただし，左総腸骨静脈は右総腸骨動脈と椎体の間で圧迫されやすく血栓ができやすい場所である[3]。

■全般検査法か二点圧迫法か

以上に記述した下肢静脈エコーを実施するにあたっては，時間がかかることと，時に技術的に難しいことに問題がある。またコストパフォーマンスの観点および検者のlearning curveの問題もある。このことから総大腿静脈と膝窩静脈の二点圧迫法により，急性肺血栓塞栓症の多くで原因となる大腿静脈系の血栓を迅速に診断することを推奨する論文が多い[10～13]。一方，それとは別に，以前から肺血栓塞栓症の原因として下腿DVTの重要性について見解が分かれている現状がある[14, 15]。

日本では，2004年の新潟県中越地震および2011年の東日本大震災において，被災者に対するDVT検査が精力的に行われた。石巻赤十字病院に搬送された急性肺血栓塞栓症27例中，24例に下腿にDVTが認められたことなど，下腿静脈（特にヒラメ静脈）のDVTが急性肺血栓塞栓症発症に深く関与し

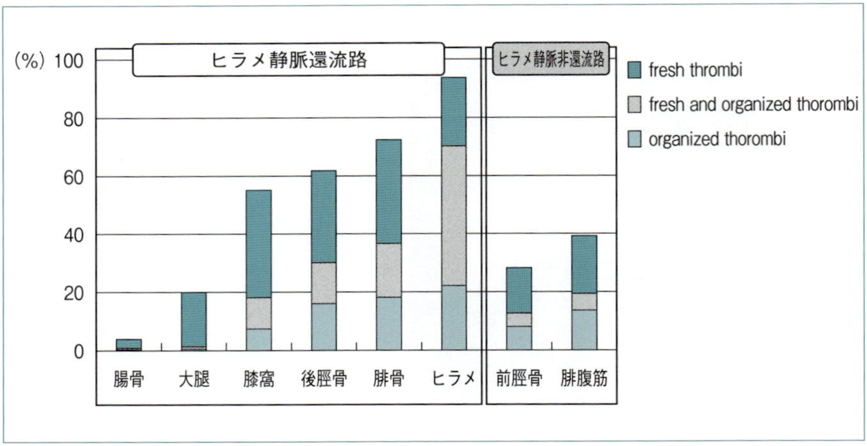

図12 急性広範性肺血栓塞栓症60症例の下肢DVTの検出頻度
(呂 彩子ほか．肺血栓塞栓症の病因としての深部静脈血栓症—ヒラメ静脈の重要性—麻酔．2007；56：801-7より引用)

たことが再認識されるに至っている[16, 17]。従来から呂ら[18, 19]は肺血栓塞栓症の病因としてヒラメ静脈DVTの重要性を，多くの剖検例から指摘している(図12)。

2008年に日本超音波学会は，『下肢深部静脈血栓症の標準的超音波診断法』を発表した[20]。このなかで，膝窩静脈，腓腹静脈，小伏在静脈に血栓があった場合は，その中枢端を確定すること，血栓がなかった場合は，腓骨静脈，後脛骨静脈，前脛骨静脈，ヒラメ静脈を検索し，血栓があった場合はその中枢端を確定することを求めている(図13)。呂ら[19]が指摘するように，急性広範性肺血栓塞栓症の多くは，下腿静脈血栓が還流路を経て連続性に膝窩静脈まで中枢性に進展し，その二次血栓が遊離して生じる。これを踏まえるとまず二点圧迫法を最低限行い，膝窩静脈に血栓がなかった場合，血流がうっ滞しやすい状況下では，さらにヒラメ静脈，腓骨静脈，後脛骨静脈を検索して血栓の中枢側への進展の程度を確認することがよいと考えられる。

■ 検査時の体位について

基本的には立位や坐位では，下肢の静脈は拡張するため，血管の同定が容易となる。しかし坐位は下腿の検査ではよいが鼠径部が描出しにくくなる。ま

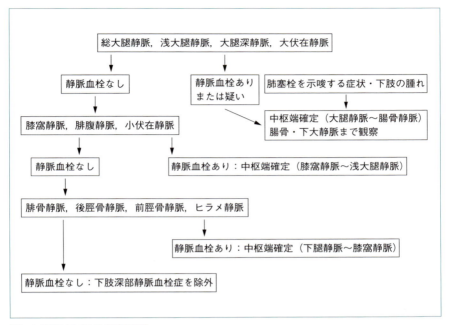

図13 下肢DVTの検索手順
(日本超音波医学会下肢深部静脈血栓症の標準的超音波診断法. Jpn J Med Ultrasonics. 2008；35：35-44 より引用)

た，立位や坐位はプローブの固定がしにくく，その体位を保つのに患者にも負担となる。ICUでは人工呼吸中のことも多いことから仰臥位で施行することが多く，また麻酔術前診察などでも，まずは仰臥位で行うことに慣れたほうがよいだろう。一方，災害時の避難所などでは，プライバシーの問題もあり鼠径部の検査を全例で行うのは困難である。

DVTと肺血栓塞栓症

急性肺血栓塞栓症は大腿静脈血栓由来が多く，慢性肺血栓塞栓症はヒラメ静脈血栓由来が多い[7]との報告がある。前者では，安静臥床から立位になるとき，下肢運動により総大腿静脈が圧迫され塞栓化する。後者では，通常の歩行運動時の下肢筋ポンプにより血栓がヒラメ静脈から駆出されて塞栓化することで生じると推定されている[7]。筆者が経験した急性肺血栓塞栓症例（63歳の男性）（図14）では，大腿静脈や膝窩静脈に血栓はなく後脛骨静脈

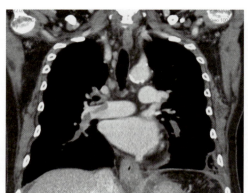

図14 急性肺血栓塞栓症例のマルチスライスCT
MPR（multi planar reconstruction）画像，63歳の男性。

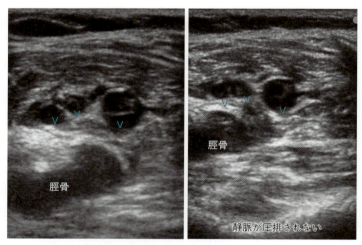

図15 急性肺血栓塞栓症例の後脛骨静脈血栓
63歳の男性。

領域に血栓を認めた（図15）。これは，呂らが指摘するように，大腿静脈や膝窩静脈付近の比較的大きい血栓が肺で塞栓化された直後の超音波画所見であったと考えられる。

下肢静脈エコーは，血管内科・外科医さらにはエコーを専門とする技師の間ですでに確立されており，感度，特異度とも未開拓と言わざるを得なかった

視神経鞘エコー(59ページ参照)とは対照的である．しかし，昨今の急性肺血栓塞栓症の増加とこれによる死亡例の痛い経験は，麻酔・救急・集中治療医が point-of-care ultrasound を行うことによって，より早く DVT の診断を行うことを求めている．DVT は，存在を指摘するのはたやすいが，存在しないと断定することは難しい．ひたすら現場で修練することが大切である．

(貝沼 関志)

● 文献
1. 榛沢和彦．下肢静脈エコーの実際．血栓止血誌 2008；19：39-44．
2. 山本哲也．下肢静脈エコー．In：めざせ！血管エコー職人．東京：中外医学社，2013：149-92．
3. 桑山美知子．手にとるようにわかる 下肢静脈エコーマニュアル．東京：ベクトル・コア，2005．
4. Ohgi S, Tachibana M, Ikebuchi M, et al. Pulmonary embolism in patients with isolated soleal vein thrombosis. Angiology. 1998；49：759-64.
5. 榛沢和彦，林 純一，草場 敦ほか．術後肺塞栓症予防のための術前エコー検査と術後抗凝固療法．Ther Res. 2005；26：1152-6．
6. 榛沢和彦，林 純一，大橋さとみほか．新潟中越地震災害医療報告：下肢静脈エコー診療結果．新潟医会誌．2006；120：15-20．
7. 応儀成二．下肢深部静脈血栓症の診断と治療：肺塞栓源の視点から．静脈学．1998；9：263-70．
8. 応儀成二，田中孝一，伊藤勝朗ほか．超音波断層法を用いた下肢深部静脈血栓症の診断．日外会誌．1990；91：424-30．
9. 応儀成二，前田晃央，橘 球ほか．超音波断層法による下腿深部静脈血栓症の診断精度．血管無侵襲診断法研究会誌．1996；16：83-4．
10. Pezzullo JA, Perkins AB, Cronan JJ. Symptomatic deep vein thrombosis：diagnosis with limited compression US. Radiology. 1996；198：67-70.
11. Pezzullo JA, Perkins AB, Cronan JJ. Symptomatic deep vein thrombosis：diagnosis with limited compression US. BMC Med Imaging. 2005；5：6.
12. Blaivas M, Lambert MJ, Harwood RA, et al. Lower-extremity Doppler for deep venous thrombosis--can emergency physicians be accurate and fast? Acad Emerg Med. 2000；7：120-6.
13. Adhikari S, Zeger W, Thom C, et al. Isolated deep venous thrombosis：implications for 2-point compression ultrasonography of the lower extremity. Ann Emerg Med. 2015；66：262-6.
14. Atri M, Herba MJ, Reinhold C, et al. Accuracy of sonography in the evaluation of calf deep vein thrombosis in both postoperative surveillance and symptomatic patients. Am J Roentgenol. 1996；166：1361-7.
15. Polak JF. Sonographic imaging of calf veins in patients with suspected deep vein thrombosis：a cost-effective strategy? Am J Roentgenol. 1996；166：

1368-9.
16. 植田信策. 東日本大震災におけるPOCT機器〜震災後の深部静脈血栓症を中心に〜. 医療と検機器・試薬. 2014；37：698-702.
17. 植田信策, 榛沢和彦, 柴田宗一. 東日本大震災後の深部静脈血栓症（DVT）〜宮城県石巻地域での1年間の検診の総括. 静脈学. 2013；24：380-4.
18. 呂 彩子, 景山則正, 福永龍繁. 成因と病態. 臨床画像. 2006；22：246-56.
19. 呂 彩子, 景山則正, 福永龍繁. 肺血栓塞栓症の病因としての深部静脈血栓症―ヒラメ筋静脈の重要性―. 麻酔. 2007；56：801-7.
20. 田中幸子, 西上和宏, 谷口信之ほか. 下肢深部静脈血栓症の標準的超音波診断法. Jpn J Med Ultrasonics. 2008；35：35-44.

7章

頸動脈エコー
重症病変のルールアウトに頸動脈エコーを使ってみよう

内頸静脈で超音波ガイド下中心静脈カテーテル留置をする際に必ず見る総頸動脈.「内頸静脈と重なってジャマだなぁ」くらいにしか，思っていない読者も多いことだろう．しかし，頸動脈の狭窄の有無によって麻酔管理が変わることもある．例えば，麻酔から覚めたら脳梗塞を発症していた，実は頸動脈狭窄があった，低血圧を避けていれば…．このような苦い思いをしないためにも，頸動脈にも注目してみよう．

体位の工夫

被検者の体位は仰臥位（または坐位）で行う（図1）．枕は使用しないか，低めの枕を用いる．タオルなどで調節してもよい．体格によっては肩甲骨下にタオルを入れると頸部が軽く伸展して総頸動脈起始部の観察がしやすくなる．顎を軽く上げ，非検査側に軽く向け，観察領域が広く確保できるようにする．頸部が過伸展の状態や，力が入ってしまうと胸鎖乳突筋が緊張して描出不良になる（プローブの接触不良，総頸動脈が胸鎖乳突筋の下に潜ってしまう）（図2）ため，リラックスした体位が取れるようにする（MEMO）．

プローブの選択

内膜中膜複合体 intima-media complex（IMC）の計測精度を考慮し，高周波リニア型プローブ（7 MHz 以上）を選択する．深部の内頸動脈遠位部や椎骨動脈の観察にはマイクロコンベックス型も有用である．

> **MEMO**
>
> プローブはあまり強く握らず，軽く持っていたほうが細やかな動きができてよい。被検者の胸に手首を置かせてもらうとプローブの操作性が安定する。頸部を強く押しすぎると，描出が不良になり，被検者に苦痛を与えるだけでなく，頸動脈洞の圧迫で欠伸発作を起こすことがあるため，注意が必要である。

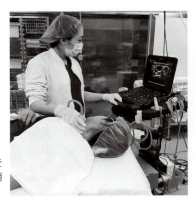

図1　検査時の体位①
非検査側を向き，顎を軽く上げる。被検者の胸に手を置かせてもらうと操作性が安定する。術前診察で利用する際は被検者の服が汚れないように注意を払う。

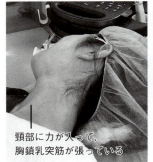 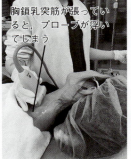

図2　検査時の体位②
頸部が過伸展すると胸鎖乳突筋が張ってしまい，被検者が辛いだけでなく，プローブが浮いて，画像の描出も悪くなる。

（図中）頸部に力が入って，胸鎖乳突筋が張っている
（図中）胸鎖乳突筋が張っていると，プローブが浮いてしまう

画像の表示方法

頸動脈エコーは，日本超音波医学会より『超音波による頸動脈病変の標準的

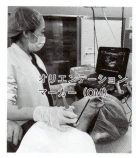 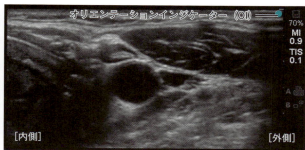

図3　短軸像（左スキャン）
足元から見上げるような方向で描出する。

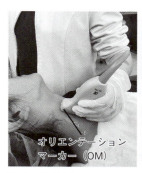 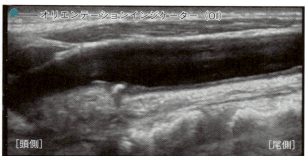

図4　長軸像
OM，OIの位置関係を間違わないように各施設で描出方法を統一する必要がある。

評価方法」[1, 2]が，日本脳神経超音波学会より『頸部血管超音波検査ガイドライン』[3]の2つのガイドラインが公開されている。しかし，両者とも"評価の標準化"を目指すものであり，"表示方法の標準化"は定めていない。

一般的には，短軸像は足元から覗き見るような表示，すなわち，画面の右側が被検者の「左」になるように表示をする（CTルールに準じる）（図3）。長軸像は本稿では，頭側を画面の「左」に，尾側を「右」表示する（中枢側が画面の「左」になるようにする）（図4）。

ガイドラインで表示方法が規定されていないため，ボディマークを使用し，記録画像にコメントを記載するなどの工夫が重要である。

画像表示の調整

■ゲイン

IMCが明瞭に描出され，血管内腔が無エコーに近い状態になるように調節する。ただし，低輝度病変の見逃しを防ぐために，ややゲインを高くして観察すると見落としがなくてよい。一方で，ゲインを高くし過ぎると，アーチファクトなどノイズが入りやすく，また病変の性状の判別が難しくなるため注意する（図5）。

■深度

一般的には，体表から3cm以内に総頸動脈が走行していることが多いので，深度は3cm程度で描出し，全体像が把握できるように適宜調整する。総頸動脈は10mm以上，内頸動脈は8mm以上を拡張とするため，常に同じ設定でまずは描出して，ぱっと見ての印象で拡張の有無を把握できるとよい（表1）。内膜中膜複合体厚intima-media thickness（IMT）を計測する場合は，0.1mm単位の精度が必要になるため，ズーム機能を使用するとよい（図6）。

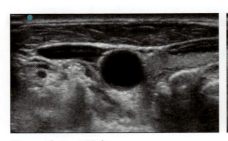 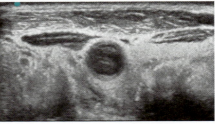

図5　ゲインの設定
左：適切なゲイン。IMCがよく観察できる。右：不適切なゲイン（高すぎている）。血管内に血栓（高輝度の構造物）があるように見間違えてしまう。

表1　頸動脈の正常値（mm）

	総頸動脈	内頸動脈	椎骨動脈
動脈径	7.0±0.9	5.4±1.0	3.1±0.6
IMT	0.5〜1.0	0.5〜1.0	

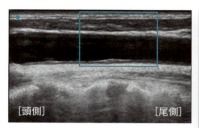
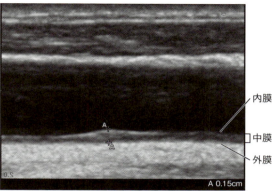

図6　IMT 計測
ズーム機能を使用すると，計測がより正確になる（右図）。IMTの測定は"edge to edge"であり，内膜と血管内の境界から，外膜と中膜の境界までである。測定の基本はプローブ表面から遠位の壁で行う。

総頸動脈へのアプローチ

■ 短軸像

頸部の中央で総頸動脈と直交するようにプローブを置く。総頸動脈の内側に甲状腺を，外側に内頸静脈を確認する。総頸動脈を画像の中心にし，中枢側にスライドし，鎖骨まで到達したらプローブをチルトして可能なかぎり総頸動脈の起始部（右側は腕頭動脈，左側は鎖骨下動脈）まで描出する。次に末梢側にプローブをスライドさせ，総頸動脈から頸動脈洞，内頸動脈・外頸動脈への分岐を確認し，可能なかぎり末梢側の観察を行う。分岐部はプラークの好発部位である。

　頸動脈は筒状の構造をしているため，一方向からの観察だとプローブに対し，近い血管壁と対側の血管壁の観察は可能だが，側壁の情報が少なくなってしまう。そのため，少なくとも前面・側方など二方向以上から，スライドを何度も繰り返しながら描出することが見落としを防ぐために重要である。

　短軸像でのポイントは"全体像の把握"である。頸動脈の拡張の有無，蛇行，狭窄・閉塞，プラークの有無を"ざっと"把握する。そのためにプローブの頭尾方向のスライドはある程度のスピードをもって観察したほうが，全体の変化をとらえやすい。

■長軸像

短軸像からプローブを 90°反時計回りに回転させ，長軸像を描出する．この際に総頸動脈を描出しながら回転させることにはこだわらなくてよい．甲状腺が見えていたら外側に，内頸静脈が見えていたら内側にスライドすることで，すぐに総頸動脈を描出することができる．中枢側から末梢側に向かって，プローブをチルトさせ血管壁を観察しながら，頭尾方向にスライドさせることで全体像が把握できる．短軸像と同様に複数方向から観察をする．

内頸動脈と外頸動脈の鑑別

短軸像を見ながら総頸動脈から末梢側にプローブをスライドさせていくと，頸動脈洞の部位で少し血管径が拡張し，内頸動脈と外頸動脈に分岐する．内頸動脈と外頸動脈の鑑別は，分岐直後の走行でほぼ可能である．内頸動脈は分岐直後に外側を走行したあとに後方に向かう．一方，外頸動脈は分岐直後に内側を走行したあとに前方に向かう．また，見かけ上は内頸動脈のほうが太く，外頸動脈は細い．すなわち，分岐後に"太い内頸動脈"の直上から内側方面に"細い外頸動脈"が位置する．

見かけだけでの鑑別で不安な場合には，カラードプラを使用する．これは，内頸動脈は拡張期成分が豊富であり，外頸動脈は内頸動脈に比して拡張期成分に乏しいという特徴があるためである．拡張期にシグナルが弱いのが外頸動脈である．また，内頸動脈は眼動脈まで分岐しないが，外頸動脈は分岐して比較的すぐに上甲状腺動脈を分岐するため，分枝があるほうが外頸動脈とわかる（図7）．

分岐後の走行の特徴から，長軸像で外頸動脈と内頸動脈が分岐して Y 字状に見えることは比較的まれである．短軸像で位置関係を把握したうえでプローブをスライドすることで，外頸動脈もしくは内頸動脈のどちらを観察しているのか意識する．

カラードプラ法

カラードプラは血流の有無や方向性，血流速度を簡単かつ視覚的に確認できる．すなわち「血流の存在診断」や「半定量的な診断」と考える．通常，頸動脈の血流速度であればカラー流速レンジは 30 cm/sec 前後がよい．

カラーシグナルが表示されない場合には，まずは B モードで適切に描出できているか，カラードプラを外して再度確認する．次に，プローブが血管

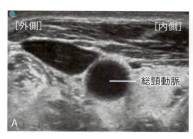
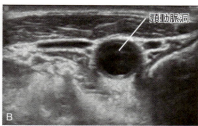
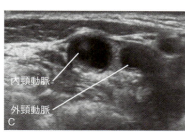
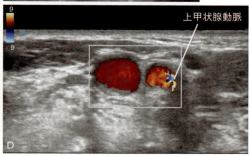

図7　内頸静脈と外頸静脈の鑑別（短軸像）
尾側から頭側にスライドをすると，総頸動脈（A）→頸動脈洞（B）→内頸動脈・外頸動脈分岐（C）と観察できる。内頸動脈と外頸動脈の判別は内頸動脈のほうが外側に来る位置関係を見ることで可能である。カラードプラにより拡張期成分が乏しい外頸動脈のほうが早くにフローが落ちることや，上甲状腺動脈の分岐を見つけると確実である（D）。

に対し直交していないか確認する。IMTの計測のためには血管に対し垂直に超音波ビームを当てることが重要であるが，ドプラ法は角度依存性があり，血流に対し超音波ビームが直角に当たるとドプラ効果は0になってしまう。この状態では血流を検出することができないため，少しプローブをチルトさせる。それでも検出できない場合には，血流速度に対しカラーゲインが適切でない可能性があるため，カラー速度レンジを調節する。血流速度が遅い血管に対して流速レンジを高く設定した場合，遅い血流が表示されないため，流速レンジを下げると検出できることがある。一方で，流速レンジを低く設定しすぎると折り返し現象（aliasing）が生じ，モザイク状のカラー表示となり，狭窄と誤るリスクがあるので，注意する。

　カラーシグナルが認められ，モザイク信号（血液の乱流）が見られなければ，閉塞や有意な狭窄はないと考えてよい。モザイク信号は70%以上の有意狭窄で検出しやすくなるが，心機能に依存するため注意が必要である。また分

岐部は必ず乱流が起こるので，多少のモザイク信号は正常である。

プラーク

プラークとは，血管内腔面に存在する IMT を含み 1.1 mm を超える隆起性病変のことであるが，ガイドラインによって定義に多少の差がある。プラークを認めた場合には，個数と最大厚，隆起部の幅を計測する。最大厚の計測は，血管を斜め切りにしないように注意をして，短軸像で測定するのが望ましい。

プラークの性状は，表面性状と内部性状，可動性について見る（図 8）。

内部性状は低エコー hypoechoic（輝度が血液に近いもの），等エコー isoechoic（輝度が内中膜または近傍の筋肉に近いもの），高エコー hyperechoic（輝度が骨に近いもの）の病変なのか，不均一プラーク（エコー輝度が 2 種類以上混在）なのか明記する。エコー輝度は周囲の対象物と比較して判断する。前述のようにゲインによっては低エコー病変を見逃す可能性があるため，カラードプラを併用するとよい。

プラークに可動性を認める場合は，最も危険である。プラークに浮遊血栓が付着したものや，一部崩壊しつつあるもの（一部陥没しているもの），プラークの一部が拍動により動く場合などは，すぐ専門医にコンサルトする。

狭窄率の計測

カラードプラで有意な狭窄を認めたら，狭窄率を測定する。狭窄率の測定には面積狭窄率（Area 法）と径狭窄率（ECST[*1] 法，NASCET[*2] 法）（図 9）

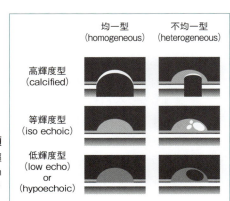

図 8　輝度とその分布によるプラーク分類
（日本超音波医学会用語・診断基準委員会．超音波による頸動脈病変の標準的評価法．Jpn J Med Ultrasonics. 2009：36；502-18 より引用）

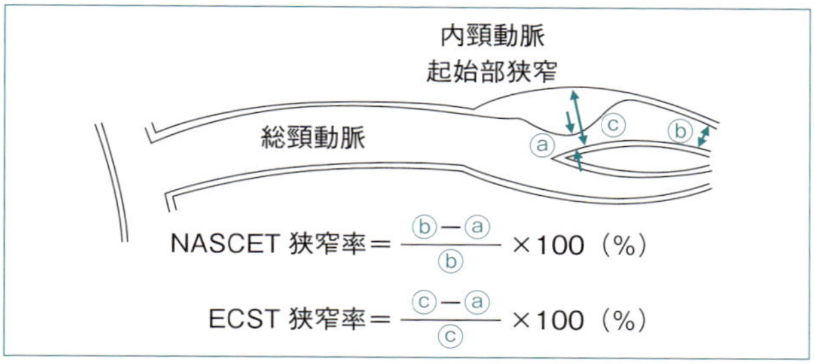

図9 狭窄率の評価方法（NASCET法，ECST法）
（日本超音波医学会用語・診断基準委員会．超音波による頸動脈病変の標準的評価法．Jpn J Med Ultrasonics. 2009：36：502-18より引用）

がある。『頸部超音波血管超音波検査ガイドライン』[3)]では，最低限ECST法，できればNASCET法を，狭窄面が不整でECSET法が困難な場合にはArea法とされている。同じ狭窄病変でも計測方法によって値が変わるため，計測方法を必ず明記する必要がある。

内膜中膜複合体厚（IMT）計測

麻酔科医が行うスクリーニングエコーとしては，IMTの計測は必須ではないが紹介する。

動脈壁は血管内腔から内膜，内弾性板，中膜，外弾性板，外膜で構成される。頸動脈エコーでは線維成分が多く含まれる外膜は高輝度で表示される。一方，中膜と内弾性板内膜の区別はできず，それらを合わせてIMCと評価しIMTとして計測する。

超音波画像では血管内腔から輝度の高い層，低い層，輝度の高く厚い層の三層構造に描出される。IMTは血管内腔と内膜表面境界の高輝度部分から外膜表面の高輝度部分までを測定する。測定は，far wall（プローブから遠位の血管壁）で行うことを基本とする。プローブの近位は超音波の分解能として劣るからである。

IMTは加齢に伴い肥厚し，30歳で0.6 mm，以後10歳ごとに0.1 mm厚

---

*1 European Carotide Surgery Trial
*2 North American Symptomatic Carotide Endarterectomy Trial

みが増すとされている。正常値は 1.0 mm 以下とされ，1.1 mm 以上は異常肥厚とする。65 歳上の高齢者で最大 IMT が 1.2 mm 以上あると心血管系イベントを発症しやすいとされる。

麻酔科医がする頸動脈エコーでは詳細な計測は必要ない。あくまで point-of-care の 1 つであり，"麻酔科医"が，"その場（手術室入室時や病室）"で，"重症病変"をルールアウトできればよい。頸動脈にもプローブを当ててみませんか。

（西周 祐美）

● 文献
1. 貴田岡正史，松尾 汎，谷口信行ほか．超音波による頸動脈病変の標準的評価方法．Jpn J Med Ultrasonics. 200 ; 36 : 501-18.
2. 日本超音波医学会 頸動脈超音波診断ガイドライン小委員会，松尾 汎，谷口信行ほか．超音波による頸動脈病変の標準的評価法 2016（案）＜ https://www.jsum.or.jp/committee/diagnostic/pdf/Carotid_artery_2016.pdf ＞
3. 日本脳神経超音波学会・栓子検出と治療学会合同ガイドライン作成委員会．頸部血管超音波検査ガイドライン　頭蓋内超音波検査ガイドライン　塞栓源検索（心臓と下肢静脈）ガイドライン．Neurosonology. 2006 ; 19 : 49-69.

8章 膀胱エコー

初めてでも簡単　悩むぐらいなら当ててみよう

汎用超音波装置の普及により，ベッドサイドでエコーを使用することが一般的になっている。救急領域の FAST（focused assessment with sonography for trauma：外傷初期診療における迅速簡易超音波検査）で用いられる恥骨結合上の断層像は，膀胱を中心として骨盤腔を描出できる。同じ部位で描出可能な膀胱エコーは，ベッドサイドで，①膀胱容量（尿量）測定，②尿道カテーテル位置確認，③膀胱結石・膀胱腫瘍・膀胱血腫・前立腺肥大など尿閉の原因検索，などの役割が期待される。

膀胱の解剖

膀胱は体幹最下部で骨盤内にある。前方は恥骨結合後面，後方は，男性は直腸（図1-A），女性は子宮・腟（図1-B）と接している[1]。また，男性の場合，

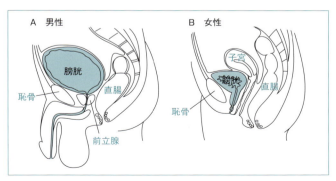

図1　膀胱と周辺臓器

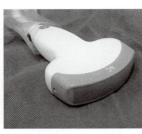 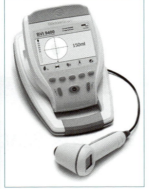 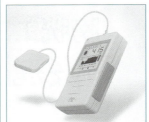

図2　コンベックス型プローブ　図3　ブラッダースキャン®　図4　リリアムα-200®

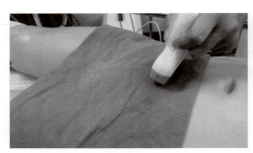 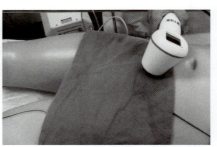

図5　プローブの位置と向き

　　膀胱頸部は前立腺と接する（図1-A）。左右の尿管口と内尿道口を頂点とする三角形の部分は膀胱三角部であり，周囲に比べ壁の部分は厚い。膀胱に尿が貯留していない場合は腸管が前面を覆うため，超音波は腸管内の空気により反射し，描出は難しい。

プローブ選択と患者セッティング

　　腹部用コンベックス型プローブ（図2）を用いるのが一般的である。膀胱容量測定に特化したブラッダースキャン®（図3），リリアム® α-200（図4）という小型の超音波装置もある。
　　体位は仰臥位とし，恥骨の直上にプローブを当て，プローブを尾側（足の方向）に傾ける（図5）。横断像だけでなく，直交する縦断像や左右に振って

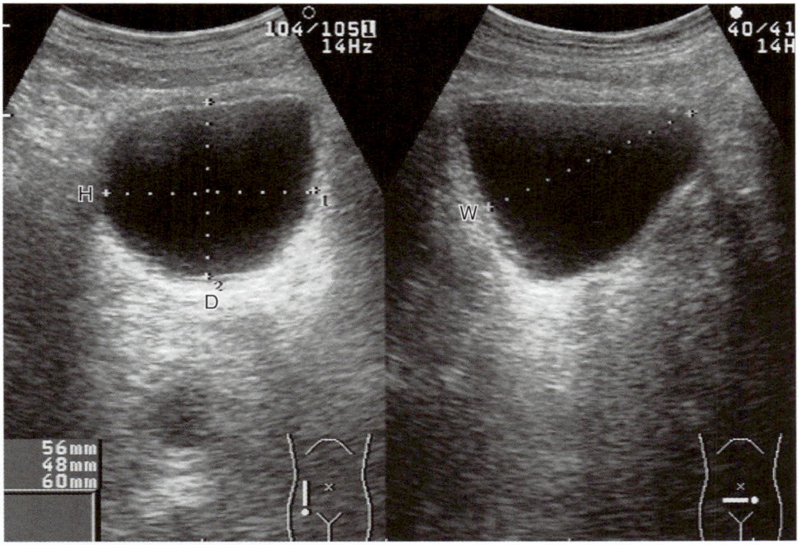

図6　膀胱容量の測定
膀胱容量（mL）＝H×D×W×0.52（π/6）
H：縦断像の長軸径（mm），D：Hと直交する短軸径（mm），W：横断像の左右径（mm）
48×56×60×0.52（π/6）≒84 mL

　膀胱壁を確認する．尿が膀胱に貯留していれば，**動画1**のように描出できる．

膀胱容量（尿量）を測定してみよう

　図6で得られた画像をもとに，膀胱容量を測定してみよう．さまざまな測定式があるが，

　　膀胱容量（mL）
　　＝H（縦断像の長軸径）（mm）×D（Hと直交する短軸径）（mm）×W（横断像の左右径）（mm）×0.52（π/6）

を用いて計算すると，48×56×60×0.52（π/6）≒84 mL となる．
　ブラダースキャンを用いた場合，プローブの手元の部分のボタンを押す

動画はLiSAホームページ《http://www.medsi.co.jp/lisa/》にて閲覧できます．

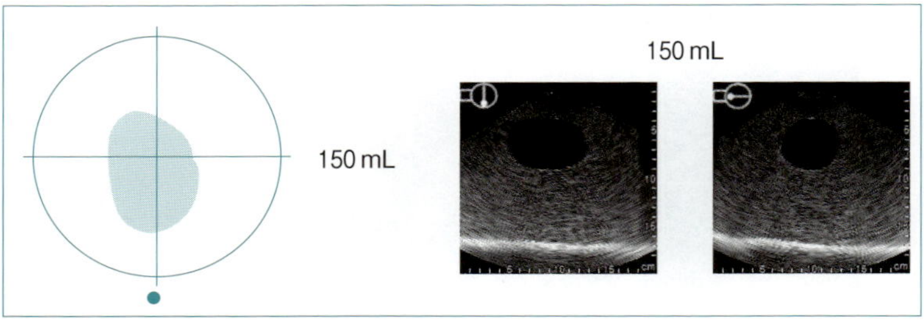

図7　ブラッダースキャンによる測定結果

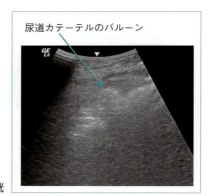

図8　排尿後の膀胱

と自動的に容量が示される（図7）。

尿道カテーテルを描出してみよう（動画2）

手術時に尿道カテーテルを挿入したが，排尿がなく困ったことはないだろうか？尿道カテーテルの位置確認に膀胱エコーは有用である。膀胱内に尿がある程度貯留していて，尿道カテーテルが膀胱内にあれば，尿道カテーテル先端のバルーンが膀胱内に描出され，きちんと挿入されていることがわかる。しかし，排尿直後で尿が貯留していない場合は画像が変化する。図8では膀胱内の尿道カテーテルバルーンがかろうじて確認できる。

尿閉の原因は？

貯留した尿を排出できないことを「尿閉」という。尿閉のメカニズムは機械的閉塞と機能的閉塞に分類される（表1）[2]。高齢男性であれば前立腺肥大が

表1　尿閉をきたす主な原因

機械的閉塞	膀胱疾患	腫瘍，血腫，結石，異物
	前立腺疾患	肥大，腫瘍，炎症
	尿道疾患	外傷，狭窄，結石
機能的閉塞	神経障害によるもの （神経因性膀胱）	脳疾患：梗塞，出血，変性 脊髄疾患：損傷，腫瘍，狭窄，ヘルニア 内分泌疾患：糖尿病
	麻酔によるもの	麻酔薬：筋弛緩薬，静脈麻酔薬，麻薬 麻酔法：脊髄くも膜下麻酔，硬膜外麻酔
	その他	薬剤性：感冒薬，麻薬，抗コリン薬，抗うつ薬，抗ヒスタミン薬 飲酒・心因性

高橋良輔ほか．尿閉．日本臨床．2013；71：1024-6 より作成

　機械的閉塞の最大の危険因子である。また，神経因性膀胱や薬剤性，周術期では脊髄くも膜下麻酔や硬膜外麻酔，麻薬の使用が機能的閉塞の危険因子である。このため，術後は尿閉が起こりやすい。

　前立腺肥大による急性尿閉では，尿の充満感や下腹部痛などの自覚症状があるため，診断は容易である。しかし，全身麻酔後や鎮静中など，意識が清明でない患者の場合，自覚所見が乏しいため，輸液量や手術時間で診断する場合が多い。このとき，超音波を用いて膀胱内を確認し，膀胱容量が多ければ尿道カテーテルを挿入するという判断ができる。

膀胱腫瘍をみてみよう

　経尿道的内視鏡手術が一般的に行われている膀胱腫瘍の超音波画像を見てみよう。組織型は尿路上皮癌が多く，膀胱三角部や底部に好発する傾向がある。体位は仰臥位とし，膀胱内に尿量が 100 mL ほど貯留した状態が確認しやすい。図9に示すように，膀胱内表面には凹凸，不均一な腫瘤病変がみえる。内部は均一で，膀胱壁と比べると低～等輝度を示す。

　電子カルテが導入され，各診療科の超音波画像は端末で閲覧可能となっている。当てるだけで，多くの情報が得られる「膀胱エコー」は数々の場面で役に立つと思う。泌尿器科の手術を担当する際には，内視鏡所見で実際の病変

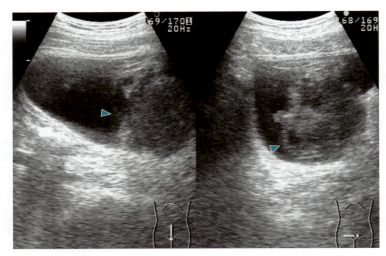

図9　膀胱腫瘍
表面は凹凸，不整形の腫瘤像が見える．内部は均一で，膀胱壁と比べ低〜等輝度を示す．

を確認しながら，術前の膀胱エコー画像を同時に勉強すると理解が深まるだろう．

今回，全身麻酔中での使用法については取り上げなかった．周術期の膀胱エコーの有用性については，文献3を参考にしてほしい．

謝辞：膀胱腫瘍と症例の画像は兵庫医科大学泌尿器科学教室 長澤 誠司 先生よりいただきました．この場をお借りしてお礼申し上げます．

（下出 典子）

● 文献
1. 佐藤達夫，坂井建雄監訳．臨床のための解剖学．東京：メディカル・サイエンス・インターナショナル，2008：383.
2. 高橋良輔，内藤誠二．尿閉．日本臨床．2013；71：1024-6.
3. 下出典子．膀胱超音波検査．In：森本康裕編．麻酔科医のための知っておきたいワザ22．東京：克誠堂出版，2014：93-103.

9章

胃エコー
麻酔科医にとって必須手技となる胃エコーを活用しよう

胃の超音波診断が麻酔科領域，集中治療領域で広まりつつある．しかし，その歴史は古く，幽門狭窄の超音波診断は1981年[1]，胃内容物の超音波による評価は1993年には発表され[2]，麻酔科医が知らない領域で活用されてきた．一方，手術室での麻酔科医による超音波診断の応用は経食道心エコーを用いた血行動態の評価が1990年頃から始まっていたが，高性能機器が手術室にあるにもかかわらず，体表からの超音波診断は普及しなかった．当然，胃内容の量，性状の超音波による評価もされていない．筆者が知るかぎりでは，1996年に発表されたノルウェーのSøreideら[3]の報告が，麻酔科医としての最初の胃エコーである．最近になり，携帯型で高性能な超音波装置の普及とpoint-of-care ultrasoundという概念および教育の浸透により，周術期領域や救急・集中治療領域で多くの報告がされるようになってきた．

麻酔科医にとって必須手技となる胃エコー

現在，緊急手術時の麻酔導入法の決定は，実際に胃内容物を超音波で確認せず，ただ最終飲食からの時間で判断され，多くはフルストマックと考え迅速導入が行われている．時に直前に撮影した腹部CTスキャンで胃内含有量の評価ができることもある．しかし緊急手術時に，多くの手術室に設置されている超音波装置を使えば，実際の胃内含有量の評価はすぐに可能であり，また挿入された胃管により適切に胃内容物のドレナージができていることも判断できる．胃エコーは麻酔科医に必須な診断技術と考える．

プローブ選択とセッティング

低周波数のコンベックス型プローブまたはセクター型プローブを用いて観察する。小児の場合は，リニア型プローブでも観察可能である。また，セクター型プローブで心エコー用の設定でも胃内含有量は十分に評価ができるので試してほしい。成人ではリニア型プローブは推奨しない。

前庭部から幽門洞での内容物の確認は，通常の腹部エコー用のプリセットで可能である。ただし，ICU で栄養チューブ（ED チューブ）の挿入手技中に確認する場合は，筋肉観察のプリセットを用いるとよい場合もある。

スキャンの実際

■ 体幹縦走断面の観察

スキャン部位は，心窩部での体幹正中部位の縦走断面の観察から始める。まず，肝臓の左葉を描出して，その最深部に下行大動脈を確認する。そして，下行大動脈前壁から分岐して尾側に向かう上腸間膜動脈を見い出す。そうすると，通常，左葉下端（尾側）深部に前庭部 antrum または幽門洞を確認できる。内容量が少ない場合には円形（ドーナツ形）の低エコー像が容易に描出，確認できる（図 1）。この低エコーのリングは胃平滑筋の筋固有層である。

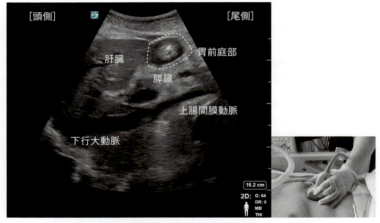

図 1　心窩部〜右季肋部の体幹縦走断面での前庭部の画像
胃内容物が少ない場合，低エコーの円形（ドーナツ形状）の画像が肝左葉に接して確認できる。

前庭部から幽門部は腔内から5層の粘膜，筋膜，漿膜で構成されている。内側から，
①粘膜/管腔接触面（thin echogenic line）
②粘膜筋板（hypoechoic）
③粘膜下層（hyperechoic）
④筋固有層（hypoechoic, usually the thickest gastric wall layer）
⑤漿膜（thin, hyperechoic）
である。
　また，症例により肝左葉の深部に胃噴門部が同様にドーナツ形に観察できる（図2）。

■ 体幹横断面での観察

体幹縦走断面の超音波画像で幽門洞の横断面を確認できたら，その部位を画像の中心に位置させ，プローブを90°回転させると，前庭部から幽門部の縦走断面が確認できる。胃の深部が膵臓で，最深部に椎体が確認できる（図3）。胃内容物が多い場合は，管腔が拡張してその中に内容物が確認できることが多い。腸管内容物と誤認する可能性もあるので，必ず体幹縦走断面で前庭部を確認してから体幹横断面の観察を始めることを推奨する。

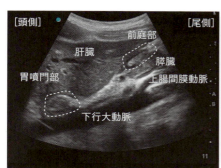

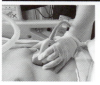

図2　心窩部〜右季肋部の体幹縦走断面での前庭部

肝臓深部に胃噴門部も観察できる。

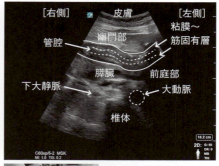

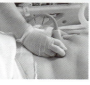

図3　心窩部横断面での前庭部から幽門部

スキャン時の体位

前庭部は，一般に肝左葉下端の深部に位置し仰臥位でも観察可能である．横行結腸内の腸内ガスが視野を遮る症例もときにみられる．ただ，胃内容物の評価に関しては，胃の形態を考えれば仰臥位での観察では不十分なことが容易に理解できるであろう．

通常の観察はまず，軽度頭高位にして，胃内容物を胃体部〜前庭部に集め，次に少し右側臥位にすると胃内容物が前庭部に集まり評価が正確になる．逆に考えれば，仰臥位で前庭部に内容物が確認できる場合は，胃全体ではかなりの量を含有していることになる．

また，胃内への呑気が多い症例でも体位を右側臥位にすると，空気が左上方に移動するため前庭部の観察が明瞭に可能となる．図4は，多くの空気を飲み込んだ症例の胃エコー画像である．また，胃内容に固形物が含まれていると，液体のなかで浮遊する固形物が描出できる（図5）．

前庭部の画像と胃内含有量の関係

前庭部の断面積と胃内含有量の研究は消化器内科医により，排泄能の評価などに用いられてきた[4]．最近では，手術直前に麻酔科医による内容量評価の信頼性を検討した報告も多く認める[5〜8]．胃内含有量が多量なときは，左側胸部前〜中腋窩線（第6〜10肋間）にプローブを当てると多量の液体・固形

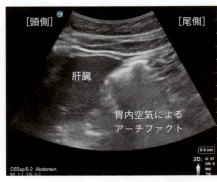

図4　胃内に多量の空気を含んだ画像
このような時には，右側臥位とすると，空気が左上側に移動し前庭部が明瞭となる．

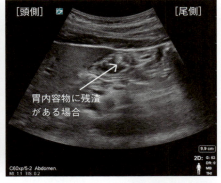

図5　超音波で確認された胃内の固形残渣物

物を含んだ大きな胃泡を観察できる。ただ，絶対量を評価したい場合には，前述した心窩部-右季肋部での縦走断面描出による前庭部の横断面積（CSA）の計算が必要である。横断面を楕円形として，長軸と短軸を測定して面積の計算をする。右側臥位で断面積が $4\,\mathrm{cm}^2$（$400\,\mathrm{mm}^2$）以下のときには胃は空に近い状態と評価し，$10\,\mathrm{cm}^2$ 程度のときには約 100〜240 mL の胃内容を含んでいる[5] という報告もある。また，胃内含有量の絶対量を予想式「$27.0+14.6\times$右側臥位での CSA（cm^2）$-1.28\times$年齢＝胃内含有量（mL）」で示した報告もある[9]。図 6 の症例を 50 歳と仮定すれば，$27+14.6\times 7.4-1.28\times 50 ≒ 71\,\mathrm{mL}$ の胃内の予想含有量となる。

■ 麻酔導入時の安全な胃内含有量所見

米国麻酔科学会が 2011 年に再発行した術前絶飲食のガイドライン[10] によると，消化管異常がない症例において，清澄水は麻酔導入 2 時間前まで飲水可能である。しかし，0.4 mL/kg 以上の胃内容物があると誤嚥のリスクを高めると報告されている。これを胃エコー所見ではどのように考えればいいであろうか？

Bouvet ら[11] によれば，0.4 mL/kg 以下の胃内含有量の症例では，前庭部の CSA が平均 $278\,\mathrm{mm}^2$ であったと報告している。前述した $400\,\mathrm{mm}^2$ よりは狭い CSA である。「百聞は一見に如かず」で絶飲食時間がはっきりとわからない緊急全身麻酔症例の場合など，導入前に胃エコー所見を確認するだけで，安全に麻酔導入を行うことができるのである。筆者は，右半側臥位また

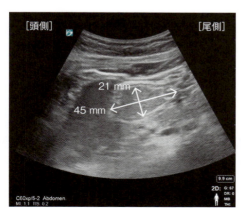

図 6 前庭部での横断面積の測定
CSA＝（AP×CC×π）/4
　　＝（45×21×3.14）/4
　　＝741.8 mm^2
　　≒7.4 cm^2

は右下 30°程度ベッドを傾けた観察評価で，前庭部直径 2.0 cm^2 以下なら，胃内容物はほとんどないと考える。

胃エコーの応用

■産科麻酔領域

妊婦では，通常プロゲステロンの影響で下部食道平滑筋が弛緩し，また胃酸分泌が増加している。また，妊娠子宮の影響により胃が頭側に押し上げられ胃内圧が上昇するため誤嚥のリスクが高い[12]。そのため，全身麻酔のみならず脊髄くも膜下麻酔にて行う帝王切開でも，誤嚥の予防のための胃内容物量の評価は必要である。方法も簡便で，Grade 0：仰臥位でも右側臥位でも内容物が前庭部に観察できない，Grade 1：仰臥位では認めないが右側臥位にて内容物を認める，Grade 2：仰臥位で前庭部に内容物が確認できる，という分類が最近紹介されている[13]。絶飲食のガイドラインに沿っていても，Grade 2 の症例に遭遇することもある。当然のことながら，Grade 2 の症例は誤嚥のリスクが高く，注意が必要となる。

■小児麻酔・小児鎮静

小児の鎮静および麻酔においても，最近は超音波での胃内含有量の確認が活用されている。処置や手術前の胃内含有量の確認について絶飲食時間との比較して簡単な超音波検査で検討した報告もある。方法としては，妊婦での使用と同じく，Grade 0～2 の 3 段階の評価や[14]，鎮静していない小児における仰臥位での 1 回確認法などがある[15]。どちらも，胃含有量の推定に有用とされている。

小児の鎮静下処置を安全に行うためには，鎮静前の胃含有量の評価は非常に有用であり，活用が期待される。

■胃管，ED チューブ挿入時

胃管，ED チューブ挿入の確認も，超音波で部分的に観察できる。

まず，胃管の場合は，通常行っている空気送気の確認時の聴診器をプローブに持ち換えればよい。医療従事者一名が音で確認するか，多くの眼で前庭部～胃体部前面に蓄積する空気のアーチファクト画像を観察するか，の違いである。図 7 は前庭部に ED チューブが進入してきた画像である。ガイドワイヤーによる高輝度の陰影（アーチファクトを伴う）と音響陰影により

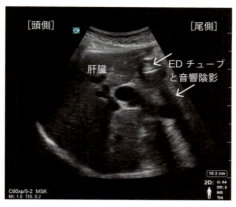

図7　前庭部でのEDチューブ挿入の所見
常に気泡と誤認しないように注意する。

EDチューブが通過するのが確認できる。

　ただし，EDチューブ確認時のピットフォールも理解しておく必要がある。それは，EDチューブ挿入時に，小さな気泡を前庭部から幽門洞に押し込む場合があり，気泡の高輝度陰影と空気による音響陰影が画面に描出され，EDチューブと同じような像を認める場合がある。聴診で空気注入時の音が発生する位置を確認してEDチューブ先端の位置を推察しながら挿入，先進する場合が多いが，超音波を使用する場合は，右側臥位で少量の液体を入れて前庭部を拡張させながら進行させるほうが適している。また，ガイドワイヤーの抜去時にはワイヤーが抜ける像が観察できることもあり，最後まで超音波画像を確認することが必要である（**MEMO**）。

> **MEMO　その胃管は信頼可能？**
>
> 「胃管が挿入されているから」「導入前に吸引してもほとんど吸引できないから」「麻酔導入は通常の急速導入で大丈夫」という言葉を耳にする。しかし，これは胃管が適切に胃内に挿入されていることを前提に発する言葉である。経鼻胃管の鼻孔部での挿入長が十分であっても，口腔内で「たわみ」，食道までしか到達していない場合や，胃内で管が屈曲しドレナージができなくなっている場合も想定される。「胃管からの逆流また吸引ができない」＝「胃内容物がない」ではない。胃管が挿入してあっても，超音波で胃内容物の確認は必要と考える。

古くから胃内容排泄速度の評価で消化器内科で使用されていた胃エコーがこのように point-of-care ultrasound として麻酔・集中治療領域においても，多くのメリットがある。ちょっとした使用で，誤嚥性肺炎を防ぐ一法となる重要な役割を得る。是非，聴診器と同じように気軽に当ててほしい。

(福井 公哉，野村 岳志)

● 文献

1. Strauss S, Itzchak Y, Manor A, et al. Sonography of hypertrophic pyloric stenosis. Am J Roentgenol. 1981；136：1057-8.
2. Ricci R, Bontempo I, Corazziari E, et al. Real time ultrasonography of the gastric antrum. Gut. 1993；34：173-6.
3. Søreide E, Hausken T, Søreide JA. et al. Gastric emptying of a light hospital breakfast. A study using real time ultrasonography. Acta Anaesthesiol Scand. 1996；40：549-53.
4. Darwiche G, Almér LO, Bjrgell O, et al. Measurement of gastric emptying by standardized real-time ultrasonography in healthy subjects and diabetic patients. J Ultrasound Med. 1999；18：673-82.
5. Perlas A, Chan VW, Lupu CM, et al. Ultrasound assessment of gastric content and volume. Anesthesiology. 2009；111：82-9.
6. Bouvet L, Miqueld A, Chassarda D, et al. Could a single standardized ultrasonographic measurement of antral area be of interest for assessing gastric contents? A preliminary report. Eur J Anaesthesiol. 2009；26：1015-9.
7. Van de Putte P, Perlas A. Gastric sonography in the severely obese surgical patient: a feasibility study. Anesth Analg. 2014；119：1105-10.
8. Cubillos J, Tse C, Chan VW, et al. Bedside ultrasound assessment of gastric content：an observational study. Can J Anaesth. 2012；56：416-23.
9. Perlas A, Mitsakakis N, Liu L, et al. Validation of a mathematical model for ultrasound assessment of gastric volume by gastroscopic examination. Anesth Analg. 2013；116：357-63.
10. American Society of Anesthesiologists Committee. Practice guidelines for preoperative fasting and the use of pharmacologic agents to reduce the risk of pulmonary aspiration：application to healthy patients undergoing elective procedures: an updated report by the American Society of Anesthesiologists Committee on Standards and Practice Parameters. Anesthesiology. 2011；114：495-511.
11. Bouvet L, Mazoit JX, Chassard D, et al. Clinical assessment of the ultrasonographic measurement of antral area for estimating preoperative gastric content and volume. Anesthesiology. 2011；114：1086-92.
12. Bedson R, Riccoboni A. Physiology of pregnancy：clinical anaesthetic implica-

tions. Contin Educ Anaesth Crit Care Pain. 2014;14:69-72.
13. Arzola C, Perlas A, Siddiqui NT, et al. Bedside gastric ultrasonography in termpregnant women before elective cesarean delivery: a prospective cohort study. Anesth Analg. 2015;121:752-8.
14. Spencer AO, Walker AM, Yeung AK, et al. Ultrasound assessment of gastric volume in the fasted pediatric patient undergoing upper gastrointestinal endoscopy: development of a predictive model using endoscopically suctioned volumes. Pediatric Anesthesia. 2015;25:301-8.
15. Fukunaga C, Sugita M, Yamamoto T. Validity of ultrasonographic measurement of gastric volume in fasted pediatric patients without sedation. J Anesth. 2016;30:900-3.

Part 2

臨床応用の方法

症例 1

心肺蘇生中の食道挿管
胸骨圧迫中の気管挿管は気道エコーで確認できる

テーマ　気道エコー，気管チューブの確認，食道挿管

心停止状態で搬送された患者には，まず気道，呼吸，循環の確保を行う。蘇生における優先順位の第一は循環の確保（胸骨圧迫や除細動）であり，気管挿管はそれを妨げることなく，すみやかに遂行することが求められる。また，緊迫した状況での気管挿管の失敗は少ないながらも発生し，熟練者が行ったとしても気管挿管後の確認は必須とされている。成否を確認するモダリティは複数あるが，なかでも気道エコーは胸骨圧迫を中断することなく施行できる点で有用であり，ぜひ活用していただきたい。本章では，心肺蘇生（CPR）中の気管挿管における気道エコーの有用性について解説する。

症例　80歳の男性。心停止状態にて救急外来に搬送される。救急隊は声門上器具を挿入して搬送してきた。到着時，心停止（Vf）。蘇生行為のなかで気管挿管し換気すると少し胸が上がっているようにも見えるが，呼気のかえりが少し悪い。呼気二酸化炭素は1〜3 mmHg。胸骨圧迫（心臓マッサージ）継続中に気管チューブの確認を超音波で行うことにした。
　気道エコー（図1）で食道挿管を疑い，再挿管を行った。蘇生処置は継続されており，呼気二酸化炭素は15〜20 mmHgであった。気管チューブを確認するため再度超音波検査を行ったところ，先ほど見られた気管と同じような構造物は認められなかった。リズムチェック時に行った肺エコー

> では，右前胸部で lung sliding が確認できたが，左前胸部では lung sliding がはっきりしなかった。

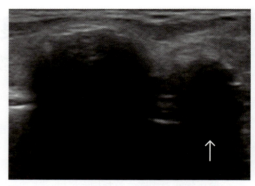

図1　気管の左側に気管と同様の低輝度な構造物（矢印）
気管が2つあるように見える（double trachea sign）。

解説

本症例のように心原性の心停止が疑われる場合は，胸骨圧迫や除細動を優先すべきである。気管挿管を行う場合でも，胸骨圧迫の中断は最小限にとどめる必要があり，すみやかに確実に行うことが求められる。非外傷性の成人心停止症例に対する気管挿管の初回施行失敗は自己心拍再開率を低下させ，自己心拍再開までの時間を遅らせる要因となり得る[1]。また，食道挿管に気づくのが遅ければ，蘇生成功率は低下するだろう。院外ではあるが，救急医が気管挿管した心停止患者149症例中，食道挿管が6.7%，気管支挿管を10.7%に認めたと報告されており[2]，たとえ熟練者が行った場合でも気管挿管後の確認を必ず行わなければならない（**MEMO 1**）。

■気管挿管の確認

気管挿管の確認は，気管チューブのくもりや視診，聴診などで，まずは行われる。しかし，胸骨圧迫中の聴診は困難であることが多く，また，どれも特異度が高い所見とはいえない。日本蘇生協議会（JRC）蘇生ガイドライン

2015において，CRP 中の気管挿管の確認に身体所見に加えて波形表示のあるカプノグラフィを用いることが推奨されている。またそれが使えない場合には，波形表示のないカプノグラフィ（MEMO 2）や比色式呼気二酸化炭素検出器，食道挿管検出器，あるいは気道エコーで代用することが推奨されている。波形表示のあるカプノグラフィは，気管もしくは気管支に気管チ

MEMO 1　蘇生中に高度な気道確保をすべきか？

挿管と予後を比較した観察研究はいくつかあるが，これらのメタ解析でも自己心拍再開や生存を改善しなかった[3]。蘇生の優先順位が ABC から CAB になり，胸骨圧迫より気道管理が優先される状況はまれであり，CPR 中に気管挿管を行うメリットを示唆する根拠は少ない[4]。これらの原因として，胸骨圧迫の妨げ，除細動や薬物投与の遅れ，挿管による過換気や過剰酸素，挿管手技中の低換気，食道挿管などのチューブ位置異常の可能性が挙げられている。

成人の院内心停止例に対して蘇生中に気管挿管を行った群と，同じ時間帯で挿管してもよい状況であったが行わなかった群とを傾向スコアを用いてマッチングした研究[5]では，最初の 15 分間で行われた気管挿管は生存退院を減少させた。特に除細動が必要なリズムや内科的心原性心停止，呼吸不全なしの症例でその傾向が強く，このような患者では循環管理を優先すべきであると思われる。しかし，心原性心停止であっても，肺水腫などの低酸素を伴った心停止など，マスク換気では酸素化や換気の維持が不十分な状況であれば，早期の気管挿管を考慮してもよいだろう。

MEMO 2　心肺蘇生におけるカプノグラフィ

JRC 蘇生ガイドライン 2015 では，波形表示のあるカプノグラフィは CRP 中に他の用途〔例えば，呼吸数のモニターや CPR の質の評価〕にも使用できる可能性を鑑みて，強い推奨とされている。また，蘇生開始 20 分後の呼気二酸化炭素が 10 mmHg 以上が自己心拍再開の予測因子に，20 mmHg 以上が生存退院の予測因子になり得ると記載されており，他の所見と組み合わせて予後を考える際に考慮してもよいかもしれない。また，心原性と比較し呼吸原性では呼気二酸化炭素の初期値は高値であり，心停止に至った原因の鑑別にも使用できる可能性もある[6]。

ューブが留置されている確認には適しているが，正しく気管挿管されていても呼気二酸化炭素が低い場合があり（心停止から長時間経過している，広範囲の肺塞栓症や胸骨圧迫の質が低いなどにより有効な循環が保てていない），やはり限界がある。マスク換気が長時間であればあるほど，胃内からの二酸化炭素は多くなり得る。

本症例では，気管挿管後の呼気二酸化炭素は1～3 mmHgと低く，身体所見からも正しい位置に気管挿管されているか確信が得られない。胸部単純X線写真は胸骨圧迫の中断を伴うため好ましくなく，気道エコーでの評価が推奨される状況である。

■ **具体的な方法**

本症例では筆者なら，まず気道エコーを行い，図1のようなdouble trachea sign[7]がないか確認する。また，double trachea signがないことに加え食道（empty esophagus）を同定することができれば，気管挿管が成功していることをさらに裏づける根拠となる（図2)[7]。

超音波による頸部食道の観察は，胸骨上窩よりやや頭側を横断像で行う。ほとんどの場合，食道は気管の左側・背側に位置している。胃管を挿入している場合などでは右側に見えることもある（図3）。食道をよりよく観察するためには頸部を軽度伸展し，検査側と反対方向に頸部を45°回旋させるとよい。この方法により，98%の症例で食道が観察できる[8]。気管挿管の確認に気道エコーを用いた研究のメタ解析では，食道挿管検出の感度0.93〔95%信頼区間（CI）0.86～0.96〕，特異度0.97（95%CI 0.95～0.98）と高く，カプ

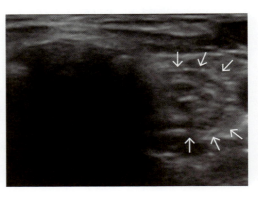

図2 **図1から食道に挿管されていたチューブを抜去した直後**
図1で見られていた低輝度な構造物と同位置に食道がみられる（矢印）。

ノグラフィのみでは確信が得られない状況では使用し得るとされている[9]。

● CPR中の気管挿管の確認について検討した研究

Chouら[10]は，CPR中にリアルタイム超音波ガイド下で気管挿管を行った患者を対象に，気道エコーによる気管挿管の確認の感度を検討する前向き観察研究を行った。この研究ではカプノグラフィを用いて気管内にチューブが留置されていることが確認されたが，気道エコーは感度1.0（95%CI 0.94〜1.0），特異度0.86（95%CI 0.42〜0.99）と比較的高く，可能ならリアルタイムに行うのが望ましい。7/89症例（7.9%）に食道挿管を認めたが，気管支挿管については検討されていない。また，気道エコーを行ったのが，2か月間のトレーニングを行ったシニアレジデント3名という点も考慮する必要がある（MEMO 3）。

● 肺エコーでの確認

気道エコーでdouble trachea signがないことを確認したあとに，前胸部で肺エコーを行うとよい。しかしながら，前胸部での評価を胸骨圧迫中に行う

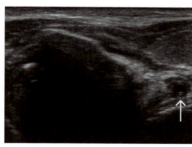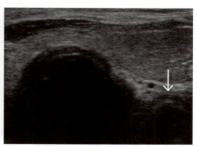

図3　気管挿管され，右鼻孔から胃管が挿入されている
気管の右側に胃管や食道を認める（矢印）。

MEMO 3　リアルタイム超音波ガイド下気管挿管の利点

緊急挿管時にSellick法は輪状軟骨を背側に押すことで，食道を頸椎椎体と挟み込み胃内容物の逆流を防ぐために行われる。リアルタイム超音波ガイド下気管挿管を行う場合，プローブを用いて頸部圧迫を行ったり，Sellick法前後で食道径も合わせて評価することで，より確実な食道閉鎖が期待できる可能性がある[11]。この方法は，paralaryngeal pressureと呼ばれる。

のは限界がある。通常は換気に伴い lung sliding の有無を確認することで挿管できているかだけではなく，lung pulse と組み合わせることで気管支挿管を疑うことができる。

　全身麻酔で気管挿管を受ける患者 42 例を左右気管支挿管と気管挿管に無作為に割り付けし，麻酔科医による聴診と超音波による評価を比較したところ，気管支挿管の同定は聴診による評価よりも超音波による評価のほうが優れていた（62％ vs. 95％，$p=0.0005$）[12]。

　聴診はよく行う確認方法ではあるが，超音波検査を組み合わせたほうがより確実であろう。本症例のようにリズムチェックの間に超音波検査を行う場合，両側前胸部で lung sliding が確認できれば，気管挿管が適切に行われていると，より根拠をもって言うことができる。しかし，lung sliding が片方のみであった場合は心拍動がない CPR 中の患者では lung pulse が確認できず，気管支挿管かどうか確定的ではない。しかし，少なくとも気管支挿管を疑うことはできるし，また心停止に至った原因として気胸を想起することもできるだろう。

　冒頭で述べたように，CPR 中の気管挿管は胸骨圧迫の中断を最小限にすべきであり，すみやかに確実に行わなければならない。しかし，胸骨圧迫中のその確認方法には限界がある。カプノグラフィが利用できない場合や低値だったり，適切な波形が得られない場合は，気道エコーや肺エコーで評価を行うとよい。少なくとも胸骨圧迫中でも気道エコーは施行でき，まずは食道挿管の否定のために double trachea sign がないことを確認するべきである。

（櫻谷 正明）

● 文献

1. Kim J, Kim K, Kim T, et al. The clinical significance of a failed initial intubation attempt during emergency department resuscitation of out-of-hospital cardiac arrest patients. Resuscitation. 2014；85：623-7.
2. Timmermann A, Russo SG, Eich C, et al. The out-of-hospital esophageal and endobronchial intubations performed by emergency physicians. Anesth Analg. 2007；104：619-23.
3. Fouche PF, Simpson PM, Bendall J, et al. Airways in out-of-hospital cardiac arrest：systematic review and meta-analysis. Prehosp Emerg Care. 2014；18：244-56.
4. Angus DC. Whether to intubate during cardiopulmonary resuscitation: con-

ventional wisdom vs big data. JAMA. 2017 ; 317 : 477-8.
5. Andersen LW, Granfeldt A, Callaway CW, et al. Association between tracheal intubation during adult in-hospital cardiac arrest and survival. JAMA. 2017 ; 317 : 494-506.
6. Lah K, Križmarić M, Grmec S. The dynamic pattern of end-tidal carbon dioxide during cardiopulmonary resuscitation : difference between asphyxial cardiac arrest and ventricular fibrillation/pulseless ventricular tachycardia cardiac arrest. Crit Care. 2011 ; 15 : R13.
7. Hoffmann B, Gullett JP, Hill HF, et al. Bedside ultrasound of the neck confirms endotracheal tube position in emergency intubations. Ultraschall Med. 2014 ; 35 : 451-8.
8. Mateen MA, Kaffes AJ, Sriram PV, et al. Modified technique of high-resolution ultrasonography of the normal cervical esophagus. J Gastroenterol Hepatol. 2006 ; 21 : 1660-3.
9. Chou EH, Dickman E, Tsou PY, et al. Ultrasonography for confirmation of endotracheal tube placement : a systematic review and meta-analysis. Resuscitation. 2015 ; 90 : 97-103.
10. Chou HC, Chong KM, Sim SS, et al. Real-time tracheal ultrasonography for confirmation of endotracheal tube placement during cardiopulmonary resuscitation. Resuscitation. 2013 ; 84 : 1708-12.
11. Andruszkiewicz P, Wojtczak J, Wroblewski L, et al. Ultrasound evaluation of the impact of cricoid pressure versus novel 'paralaryngeal pressure' on anteroposterior oesophageal diameter. Anaesthesia. 2016 ; 71 : 1024-9.
12. Ramsingh D, Frank E, Haughton R, et al. Auscultation versus point-of-care ultrasound to determine endotracheal versus bronchial intubation: a diagnostic accuracy study. Anesthesiology. 2016 ; 124 : 1012-20.

臨床応用の方法 | Part 2

症例 2

術後の反回神経麻痺
超音波で声帯の動きを非侵襲的に観察できる

テーマ 気道エコー，声門観察

両側反回神経不全麻痺による声帯の正中位固定は，上気道狭窄を生じる恐ろしい病態である。超音波検査は軟性喉頭鏡や喉頭鏡を用いずに声帯の動きを観察できる非侵襲的な方法として注目されている。声帯は甲状軟骨をウィンドウとして観察すること，声帯麻痺を除外するには声帯，仮声帯，披裂軟骨のいずれかの動きが確認できればよいことを覚えておきたい。

70歳の男性。胸部中部食道癌に対して食道亜全摘，3領域郭清，胃管再建術が施行された。手術2日後にICUで抜管を計画した。患者はRASS 0と良好に覚醒し，自発呼吸試験をクリアした。カフリークテストも陰性で，抜管前の最大努力呼気圧は40 cmH$_2$Oと十分に喀痰の排出能力があると判断された。しかし，抜管後に嗄声と喀痰の排出困難を訴えた。軟性喉頭鏡の準備ができるまでに，超音波で声帯の動きを確認することとした。

解説

■抜管と上気道狭窄（両側声帯麻痺による正中位固定）

抜管の際に意識，循環，換気，酸素化が不十分であることは少ない。しかし，気道が抜管後も確保されている保証はなく，抜管後の上気道狭窄は再挿管の

原因の約15%を占める[1]。

日本集中治療医学会，日本呼吸療法医学会，日本クリティカルケア看護学会による『人工呼吸器離脱に関する3学会合同プロトコル』では，気道の浮腫を評価するためにカフリークテストの施行を推奨している（**MEMO**）。しかし，カフリークテストでは，声帯麻痺（正中位固定）による抜管後の上気道狭窄を評価することはできない。そのため抜管後には，上気道狭窄の有無をみるために，吸気時喘鳴，呼吸様式（シーソー呼吸，陥没呼吸など）の観察が非常に重要である。

抜管後に上気道狭窄を認めた場合は，分泌物，声帯麻痺，舌根沈下，浮腫による上気道狭窄〔カフリークテストは感度が低く（56%），特異度が高い（92%）[2]〕を鑑別しつつ，必要があればすみやかに再挿管を行うべきである。

■ 気管挿管後の嗄声

気管挿管による人工呼吸器管理後に嗄声が生じる原因として，チューブ挿入時の声帯の裂傷，チューブやカフの圧迫よる浮腫，披裂軟骨の脱臼，反回神経麻痺などが考えられる。これらの診断の多くは軟性喉頭鏡で診断できる。また，披裂軟骨脱臼の診断にはCTが有用である。

■ 声帯麻痺

抜管後の反回神経麻痺による声帯麻痺は，手術操作（心臓手術[3]，甲状腺手術[4]，食道手術[5]など）あるいは麻酔管理（経食道心エコー，気管挿管[6]）が原因で発症する。食道癌術後，特に3領域郭清で頸部リンパ節を郭清された

> **MEMO　カフリークテストの方法**
>
> 人工呼吸器の設定はアシストコントロールとする。
> 1. 胃内，口腔内，カフ上部，気管内を十分に吸引する
> 2. カフが入った状態で換気量を測定する
> 3. カフを脱気し，連続する6回の調節換気で換気量を測定する。低いほうから3回の平均値を計算する
> 4. （換気量カフあり－換気量カフなし）÷換気量カフあり＜0.1のとき，カフリークテストを陽性と診断する

症例では，反回神経麻痺の発生頻度が高い。また，左右どちらの反回神経麻痺も生じる可能性があり，ときに両側反回神経不全麻痺から声帯の正中位固定となるので注意を要する。

声帯麻痺の症状として最も多いのは嗄声である。声帯麻痺は，咳嗽時最大呼気流速を低下させるために喀痰の排出困難の原因となり，声帯麻痺のない症例と比較して高率に呼吸器合併症を生じる[7]。

本症例では，嗄声を認めていることに加え，抜管前に十分な努力呼気圧があるにもかかわらず喀痰の排出困難を認めている点から反回神経麻痺による声帯麻痺が疑われる。

声帯麻痺の診断のゴールドスタンダードは耳鼻咽喉科医による軟性喉頭鏡による観察である。しかし，軟性喉頭鏡の準備を含め，施行するまでには時間がかかることがある。そのため，超音波検査は声帯麻痺の診断を非侵襲的かつ迅速に行える検査として有用である。

喉頭の解剖と声帯

声帯の状態は甲状軟骨，披裂軟骨，輪状軟骨の位置関係により決定される。声帯の閉鎖・開大は主に披裂軟骨の動きによって行われ，外転は後輪状披裂筋，内転は外側輪状披裂筋，スライドは斜および横披裂筋により行われる（図1）。輪状軟骨と披裂軟骨に付着する後輪状披裂筋は唯一の声門開大筋である。内喉頭筋のうち，輪状甲状筋は上喉頭神経の支配を受け，それ以外の筋肉は反回神経の支配を受ける。反回神経麻痺が生じると，声帯は，正中位，副正中位（傍正中位），中間位，開大位のいずれかの位置で固定される。

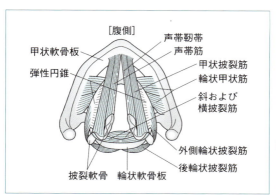

図1 声帯の解剖
（相磯貞和訳，Netter FH 著．ネッター解剖学アトラス．東京：エルゼビア・ジャパン，2016より作成）

声帯の超音波での観察

リニア型プローブを用いて観察する。気道エコーでは、声帯や喉頭蓋以外（甲状軟骨，輪状甲状間膜，輪状軟骨，気管軟骨など）の観察は、細かな設定を行わなくても観察しやすい。しかし声帯の観察は、超音波装置の性能や設定に大きく左右される。そのため，緊急ではないときに，自施設の超音波装置で声帯を観察するのに適した設定を把握しておくとよい。

■描出のコツ

声帯が見えにくい場合はゲインを高めに設定し，仮声帯あるいは披裂軟骨を観察するほうが容易である。また，吸気努力の強い状態では，喉頭の位置が呼吸性に移動するため観察が難しくなる。甲状軟骨の形状から，観察の際にプローブの全体を皮膚に当てるのが困難となる。ゼリーを十分につける，ジェルパッドを使用する，手術用の手袋に生理食塩液を入れる[8]など，皮膚とプローブの間隙ができるだけ少なくなるように観察するとよい。

　声帯は甲状軟骨板の中央あたりに付着しており，観察するときのランドマークは甲状軟骨となる。甲状軟骨が逆V字型に見えるので，ここから披裂軟骨が見えるようにプローブを当てると声帯が観察できる（図2, 3）。声帯の背側は披裂軟骨であり，披裂軟骨は高エコーに観察される。

　声帯は、全例で観察できるわけではない。直接，声帯が観察できない症例では、披裂軟骨，あるいは仮声帯の動きを観察することで声帯麻痺の診断ができる。声帯，仮声帯，披裂軟骨のいずれかの動きが確認できれば声帯麻痺が否定できるとされている[9]。

■側方アプローチ

正中からの観察を補う方法として，側方アプローチという方法がある（図4）[10]。これは、甲状軟骨板に沿うようにプローブを当てる方法で、高い確率で声帯が描出できると報告されている。ただし、左右の動きを同時に比較することはできない。

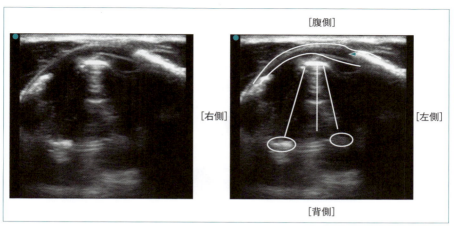

図2 本症例での声帯の超音波による観察
矢頭（◄）の上下の線で挟まれた低エコーに描出されている部分が甲状軟骨である．丸で囲まれた高エコーな部分が披裂軟骨である．正中に基準となる線を示しており，その両側の線が声帯である．左の声帯および披裂軟骨は，右と比較して動きが少ないことがわかる．

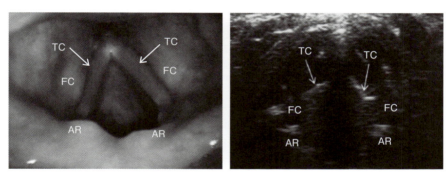

図3 声帯と仮声帯，披裂軟骨
左：声帯の画像　右：超音波画像
甲状軟骨をウィンドウとして，声帯が描出されている．声帯の側方に，仮声帯がやや高エコーに描出されている．披裂軟骨はさらにその背側に高エコーに描出されている．
TC：声帯　FC：仮声帯　AR：披裂軟骨
(Woo JW, et al. A novel lateral-approach laryngeal ultrasonography for vocal cord evaluation. Surgery. 2016；159：52-6 より引用)

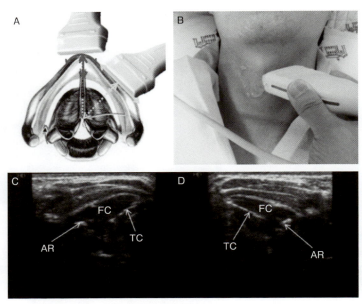

図4 側方アプローチによる声帯の描出
A, B：プローブの当て方
C, D：超音波画像（C：右側，D：左側からのアプローチ）
AR：被裂軟骨，FC：仮声帯，TC：声帯
(Woo JW, et al. A novel lateral-approach laryngeal ultrasonography for vocal cord evaluation. Surgery. 2016；159：52-6 より引用)

経過 その後，行われた軟性喉頭鏡での診断でも，超音波による観察と同様に，片側の声帯麻痺を認めた。声帯麻痺の改善には時間がかかること，喀痰の排出困難を認めていることから，再挿管後に気管切開術が施行された。

（山口 嘉一）

● 文献
1. Epstein SK, Ciubotaru RL. Independent effects of etiology of failure and time to reintubation on outcome for patients failing extubation. Am J Respir Crit Care Med. 1998；158：489-93.
2. Ochoa ME, Marin Mdel C, Frutos-Vivar F, et al. Cuff-leak test for the diagnosis of upper airway obstruction in adults：a systematic review and meta-anal-

ysis. Intensive Care Med. 2009；35：1171-9.
3. Dimarakis I, Protopapas AD. Vocal cord palsy as a complication of adult cardiac surgery：surgical correlations and analysis. Eur J Cardiothorac Surg. 2004；26：773-5.
4. Feroci F, Rettori M, Borrelli A, et al. A systematic review and meta-analysis of total thyroidectomy versus bilateral subtotal thyroidectomy for Graves' disease. Surgery. 2014；155：529-40.
5. Wright CD, Zeitels SM. Recurrent laryngeal nerve injuries after esophagectomy. Thorac Surg Clin. 2006；16：23-33, v.
6. Kikura M, Suzuki K, Itagaki T, et al. Age and comorbidity as risk factors for vocal cord paralysis associated with tracheal intubation. Br J Anaesth. 2007；98：524-30.
7. Koyanagi K, Igaki H, Iwabu J, et al. Recurrent laryngeal nerve paralysis after esophagectomy: respiratory complications and role of nerve reconstruction. Tohoku J Exp Med. 2015；237：1-8.
8. Wong KP, Lang BH, Ng SH, et al. A prospective, assessor-blind evaluation of surgeon-performed transcutaneous laryngeal ultrasonography in vocal cord examination before and after thyroidectomy. Surgery. 2013；154：1158-64；discussion 64-5.
9. Wong KP, Woo JW, Youn YK, et al. The importance of sonographic landmarks by transcutaneous laryngeal ultrasonography in post-thyroidectomy vocal cord assessment. Surgery. 2014；156：1590-6；discussion 1596.
10. Woo JW, Suh H, Song RY, et al. A novel lateral-approach laryngeal ultrasonography for vocal cord evaluation. Surgery. 2016；159：52-6.

症例 3

COPD患者の呼吸困難

肺エコーでCOPDと心原性肺水腫を鑑別する

テーマ　肺エコー，肺炎によるCOPD増悪

慢性閉塞性肺疾患（COPD）患者が呼吸困難の悪化を訴える場合，その原因としていわゆるCOPD急性増悪，画像で明らかな肺炎，急性非代償性心不全による肺水腫，肺血栓塞栓症，気胸などが考えられる。ベッドサイドにポータブル超音波装置があれば，病歴，バイタルサイン，身体所見に続いて素早く体内を評価できる。本章ではCOPD患者の特殊性を理解したうえで肺エコーの活用法について解説する。

症例　68歳の男性。20歳から1日20本の喫煙歴あり。受診3年前から労作時呼吸困難感を認めた。2か月前に近医でCOPDと診断され，インダカテロール〔長時間作用性β_2刺激薬（LABA）〕，テオフィリンが処方されていた。1週間前から呼吸困難が強くなり，受診当日に増悪し救急搬送となった。来院時バイタルサインは，意識清明，血圧99/72 mmHg，心拍数94 bpm，SpO_2 90%（酸素6 L/min），呼吸回数30回/min，体温38.4℃。両側呼吸音は減弱，左下肺に軽度のcrackleを聴取した。痰は黄色調であった。

病歴聴取，バイタルサインと身体所見取得に続き，ベッドサイドでpoint-of-care ultrasound（POCUS）を施行した。仰臥位は困難だったので半坐位で観察を行った。

【心臓】胸骨左縁および心尖部からは描出できず，心窩部からは描出可能

であった．左室全体の動きは良好，右室拡大なし，心嚢液貯留なし，下大静脈の呼吸性変動は良好であった．

【肺】両側前胸部上位肋間からの観察で lung sliding は確認された．右肺には B-line は目立たず，A-line のみの所見であった（図1）．左上肺野も同様に A-line のみであったが（図2），左下肺野には air bronchogram

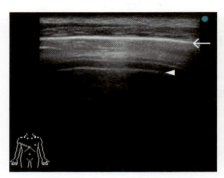

図1 リニア型プローブを用いた右肋間画像

lung sliding は観察されたが，B-line は認めなかった．矢印：胸膜ライン，◁：A-line

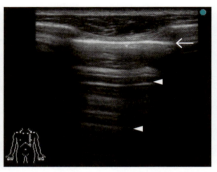

図2 リニア型プローブを用いた左鎖骨中線上の超音波画像

lung sliding は観察されたが，B-line は認めなかった．矢印：胸膜ライン，◁：A-line

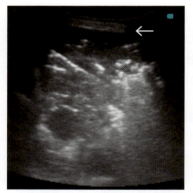

図3 コンベックス型プローブを用いた左下位肋間の超音波画像

consolidation およびその内部に air bronchogram と点状陰影を認める．矢印：胸膜ライン

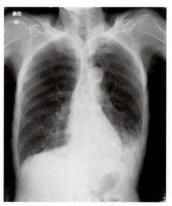

図4 坐位胸部単純X線写真

肺の過膨張と左下肺野に浸潤影を認める．

や高輝度スポットを伴う consolidation を認めた（図 3）。air bronchogram が呼吸に合わせて変化する様子は確認できなかった。
【胸部 X 線】肺の過膨張所見（横隔膜平坦化，肺容積の増大），および左下肺野に浸潤影を認めた（図 4）。
【血液ガス】酸素 6 L マスク，pH 7.52，$PaCO_2$ 27.8 mmHg，PaO_2 56.5 mmHg，HCO_3^- 22.8 mEq/L，BE 1.3
【血液検査】WBC 12800/μL（Neu 89%），CRP 27.3 mg/dL，BNP 6.2 pg/mL
【尿中抗原】肺炎球菌陽性
【喀痰グラム染色】グラム陽性双球菌

解説

本症例でも身体所見に続き，POCUS として心臓から観察を開始した。肺の過膨張があり，適切な体位も取れず，胸骨左縁と心尖部から心臓は描出できなかった。しかし，心窩部からの評価はむしろ容易で，POCUS のレベルで心臓に大きな問題がないことを確認した。次に肺の観察を行ったが，前胸部上位肋間を含め lung sliding があることを確認し，気胸が症状悪化の原因の可能性は低いと判断した。また B-line の分布は左下肺野に限局しており，心臓の所見と併せて心原性肺水腫の可能性は低いと判断した。一方，左下肺野には急性肺炎に典型的な air bronchogram を伴う consolidation を認めた。病歴，バイタルサイン，身体所見，超音波所見，血液検査で急性肺炎の診断は可能であり，単純 X 線でも同部位に浸潤影を認めた。

COPD の診断

COPD は，タバコの煙など有害物質の長期吸入で生じた肺の慢性炎症と関連する疾患で，持続性の気道閉塞を特徴とする。COPD の診断には呼吸機能検査（スパイロメトリ）が必要で，気管支拡張薬吸入後の 1 秒率が 70% 未満をもって診断される[1]。COPD は「気腫性病変」と「末梢気道病変」が混在した病態であり，気腫性病変が優位な気腫型と，末梢気道病変が優位な非気腫型がある。胸部 X 線や CT など画像診断を用いれば定量化を含めた病型評価，合併症の診断が可能である[2,3]。

■治療

急性期診療では，COPD 患者の呼吸器症状の増悪に対して適切な対応が求められる。COPD 急性増悪（COPD exacerbation）は追加治療が必要となる呼吸器症状の急性悪化と定義され，その原因の多くはウイルスや細菌の気道感染，環境要因（汚染，気温）とされている[1]。COPD 急性増悪以外には，併存する左心不全の急性増悪による肺水腫や気胸の併発なども考慮しなければならない。

肺炎の超音波診断

近年，肺炎の超音波診断に関する臨床研究が数多く行われ，メタ解析でも診断精度が高いことが示されている[4,5]。また，胸部 X 線で拾い上げが困難な肺炎像も超音波では描出可能なケースがあり，超音波診断は胸部 X 線よりも感度が高いことが複数の臨床研究から明らかにされている[6~10]。

■超音波所見

肺炎の超音波診断は本症例のように炎症性変化で肺実質に液体の貯留した consolidation の描出をもって行われることが多い[6~10]。もっとも，臓側胸膜に達しない consolidation は超音波で同定できない[9]。

consolidation の内部には air bronchogram や多数の高輝度スポット，その周囲には B-line が観察されることが多く，consolidation の深部には shred sign と呼ばれる正常実質との不整な境界域も観察される[6~10]。

また，air bronchogram の形態が呼吸性に変化する場合は dynamic air bronchogram と呼ばれ，肺炎では感度は高くはないが，特異度が比較的高いとされている[11]。さらに，肺炎で高率に観察される胸水の評価も併せて行うとよい。

無気肺との鑑別

肺炎の鑑別として無気肺が挙がるが，無気肺は区域性で境界が明瞭に描出される。無気肺でも air bronchogram は観察されるが，その形態は呼吸性に変化しない[11]。また，肺癌病変や肺血栓塞栓症による consolidation との鑑別も必要であり[8~10,12]，他の臨床所見と併せて解釈する必要がある。

上記の内容は，肺炎の超音波診断について一般的な内容であり，肺に基礎疾

患がある場合とない場合とでは，所見の解釈や精度が異なってくると推測される．本症例のように，COPDに合併した肺炎も超音波で診断することは十分可能と考えられるが，現時点ではCOPDに対象を限定した臨床研究はPubMed上では見当たらない．特に気腫性病変が強いCOPDの場合では，超音波所見の解釈には注意が必要かもしれない．

COPDと心原性肺水腫の鑑別

　COPD患者の呼吸器症状悪化の原因として急性非代償性心不全の関与も少なくない[13]（**MEMO**）．呼吸困難患者を対象として，心原性肺水腫とCOPD急性増悪とを判別するのに肺エコーが有効であると報告されている[15, 16]．一般に心原性肺水腫では1肋間に3本以上のB-line（multiple B-lines）がびまん性にみられるのに対し，COPD急性増悪ではB-lineは観察されても少数にとどまる[15〜17]．

　もっとも，基礎疾患にCOPDのある患者に対象を限定し，呼吸器症状悪化に対する肺エコーの有用性を検討した臨床研究は，筆者の知り得るかぎりでは見当たらない．特に，気腫性病変が優位なCOPD患者における心原性肺水腫の評価については重要なテーマであり[18]，改めて検討が必要と考えられる．

MEMO **COPDと左心不全**

従来COPDでは，肺性心による右心不全に関心が向けられてきたが，近年では左心不全との併存に注目が集まっている[13]．臨床的には，COPD急性増悪と判断されても，その悪化に左心不全が関与しているケースが少なくない[13]．左室収縮能の低下した慢性心不全の長期管理にβ遮断薬が使用される．一方，吸入薬として長時間作用性$β_2$刺激薬を使用しているCOPD患者でもβ遮断薬は安全に併用でき[13]，むしろβ遮断薬の併用はCOPD急性増悪減少と関連がある[14]という報告もあるくらいである．

　COPD患者において呼吸困難の原因が，いわゆるCOPD急性増悪なのか，心原性肺水腫の関与によるのかベッドサイドで議論になることがあるが，脳性ナトリウム利尿ペプチド（BNP）やNT-proBNP[*1]と同様，肺エコーについてもそのような観点での有用性について検討する価値があるかもしれない．

＊1 NT-proBNP：N末端プロ脳性ナトリウム利尿ペプチド

COPD 患者における気胸の評価

COPD 患者には気胸を併発する可能性もあり,超音波による評価も考慮される。気胸の超音波診断は,主に外傷の初期診療において,有用性が明らかにされたが[19],自然気胸の診断やフォローアップとしても利用可能である。

診断方法としては,壁側胸膜に対する臓側胸膜の動き"lung sliding",肺表面から深部に形成される線状アーチファクト"B-line",臓側胸膜と壁側胸膜が接している部分と接していない部分の境界"lung point",胸膜上で観察される心拍動"lung pulse"の各所見を組み合わせて行われ,診断アルゴリズムも示されている[17]。

外傷性気胸の診断では超音波は仰臥位 X 線よりも感度は高い[19]が,実際の臨床現場では,このアルゴリズムに基づいた decision making は広く普及していない。特に COPD では,肺の過膨張やブラ,癒着により気胸がなくても lung sliding が観察されない可能性あり[16, 20],また癒着により気胸が局在することもあるので,その解釈に注意が必要である。

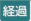 COPD に合併した急性細菌性肺炎と判断した。入院とし,抗菌薬による加療を行い,呼吸器症状はすみやかに改善,酸素療法も中止となった。喀痰培養で肺炎球菌性肺炎と確定した。

COPD 患者が呼吸困難を呈した際の超音波診断は非常に興味深いテーマであり,胸部 X 線よりも有用なケースは存在すると考えられる。超音波検査を施行するにあたっては,肺に基礎疾患のないケースとは事情が異なることを念頭に,慎重な判断が求められる。COPD の特殊性を理解したうえで「診察の一環」として超音波を用いれば,診断の質向上が期待できるであろう。

(亀田 徹)

● 文献
1. Global Strategy for the Diagnosis, Management and Prevention of COPD, Global Initiative for Chronic Obstructive Lung Disease (GOLD) 2017. < http://www.goldcopd.org. >

2. 清水薫子，西村正治．COPDの重症度は画像所見で判定できるか？ 呼吸器ジャーナル．2017；65：122-8.
3. 平井豊博．COPDの気腫型・非気腫型の画像所見は？ 呼吸器ジャーナル．2017；65：130-7.
4. Alzahrani SA, Al-Salamah MA, Al-Madani WH, et al. Systematic review and meta-analysis for the use of ultrasound versus radiology in diagnosing of pneumonia. Crit Ultrasound J. 2017；9：6.
5. Llamas-Álvarez AM, Tenza-Lozano EM, Latour-Pérez J. Accuracy of lung ultrasonography in the diagnosis of pneumonia in adults：systematic review and meta-analysis. Chest. 2017；151：374-82.
6. Cortellaro F, Colombo S, Coen D, et al. Lung ultrasound is an accurate diagnostic tool for the diagnosis of pneumonia in the emergency department. Emerg Med. J. 2012；29：19-23.
7. Bourcier JE, Paquet J, Seinger M, et al. Performance comparison of lung ultrasound and chest x-ray for the diagnosis of pneumonia in the ED. Am J Emerg Med. 2014；32：115-8.
8. Pagano A, Numis FG, Visone G, et al. Lung ultrasound for diagnosis of pneumonia in emergency department. Intern Emerg Med. 2015；10：851-4.
9. Nazerian P, Volpicelli G, Vanni S, et al. Accuracy of lung ultrasound for the diagnosis of consolidations when compared to chest computed tomography. Am J Emerg Med. 2015；33：620-5.
10. Ticinesi A, Lauretani F, Nouvenne A, et al. Lung ultrasound and chest x-ray for detecting pneumonia in an acute geriatric ward. Medicine (Baltimore). 2016；95：e4153.
11. Lichtenstein D, Mezière G, Seitz J. The dynamic air bronchogram. A lung ultrasound sign of alveolar consolidation ruling out atelectasis. Chest. 2009；135：1421-5.
12. 檀原 高．各コンパートメント別にみた超音波断層像．In：檀原 高，福地義之助編．呼吸器領域の超音波医学―超音波からみた臨床―．東京：克誠堂出版，2003：9-108.
13. MacDonald MI, Shafuddin E, King PT, et al. Cardiac dysfunction during exacerbations of chronic obstructive pulmonary disease. Lancet Respir Med. 2016；4：138-48.
14. Bhatt SP, Wells JM, Kinney GL, et al. β-Blockers are associated with a reduction in COPD exacerbations. Thorax. 2016；71：8-14.
15. Lichtenstein D, Mezière G. A lung ultrasound sign allowing bedside distinction between pulmonary edema and COPD：the comet-tail artifact. Intensive Care Med. 1998；24：1331-4.
16. Lichtenstein DA, Mezière GA. Relevance of lung ultrasound in the diagnosis of acute respiratory failure: the BLUE protocol. Chest. 2008；134：117-25.
17. Volpicelli G, Elbarbary M, Blaivas M, et al. International evidence-based recommendations for point-of-care lung ultrasound. Intensive Care Med. 2012；38：577-91.

18. Sriram KB, Singh M. Lung ultrasound B-lines in exacerbations of chronic obstructive pulmonary disease. Intern Med J. 2017；47：324-7.
19. 亀田 徹，藤田正人，伊坂 晃ほか．外傷性気胸の超音波診断―FASTからEFASTへ―．日救急医会誌．2012；23：131-41.
20. Slater A, Goodwin M, Anderson KE, et al. COPD can mimic the appearance of pneumothorax on thoracic ultrasound. Chest. 2006；129：545-50.

症例 4

救急外来の呼吸不全患者
閉塞性ショックを見抜き，肺塞栓を診断する

 テーマ　肺エコー，心エコー，深部静脈血栓症（DVT）

呼吸不全，循環不全を呈する患者の病態鑑別において，超音波を用いれば，すみやかに病態の中心像に迫ることができる。

症例　56歳の男性。ヘビースモーカー。1週間前から労作時の息切れを自覚。社内の診療所に相談し，受診をすすめられ救急室に独歩で来院。意識は清明，血圧 86/40 mmHg，心拍数 110 bpm，体温 36.2℃，呼吸回数 30 回/min，SpO_2（room air）88％
〔エコー所見（図1）〕
傍胸骨左室長軸像：左室収縮能は良好，右心拡大の疑い
傍胸骨左室短軸像：右心拡大，心室中隔圧排像あり
心尖部四腔像：描出不良
心窩部四腔像，下大静脈：心嚢液はなし，左室収縮能はおそらく正常，下大静脈は呼吸努力の強さに比べて緊満している

解説

低酸素，低血圧であるが，発熱は認めない。心原性ショック，閉塞性ショック（特に肺塞栓）を念頭におきつつ描出を開始した。傍胸骨左室長軸像で全

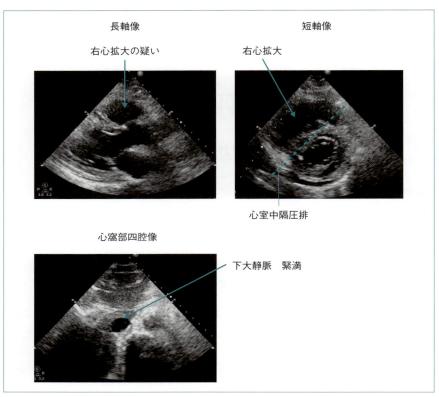

図1 右心負荷所見

体的な左室収縮能は良好であると判断。右心が拡張しているように見えた。短軸像に移行したところ，やはり右心拡大あり，心室中隔圧排像も認めた。心尖部四腔像はまったく描出できなかったが，心窩部四腔像に移行し下大静脈を確認すると，明らかに緊満している。心嚢液はなく，心タンポナーデは除外した。ポータブル胸部X線で目立った所見がみられないことも合わせ，救急室での診断は閉塞性ショック，特に肺塞栓の可能性が高いと判断した。

経過　肺塞栓を想定し造影CTを施行したところ，両側肺動脈に陰影欠損を認め，肺塞栓症による呼吸苦と診断した。

●●●

　本症例は，呼吸不全に循環不全も伴う症例であった。故に，古典的なショックの分類（循環血漿量減少性ショック，分布異常性ショック，心原性ショック，閉塞性ショック）のいずれに該当するか考えながら対応した。それらを鑑別していく際には，まずは下大静脈のアセスメントから始め，後二者，特に閉塞性ショックの可能性を検討することが重要である。閉塞性ショックは特異的な治療（肺塞栓→血栓溶解，緊張性気胸→胸腔ドレナージ，心タンポナーデ→心嚢穿刺，など）を要することが多いからである。正確な容量の評価は必要ないが，まずはプローブを当てて，下大静脈が虚脱しているか，緊満しているかを評価を行うべきであろう。

（吉田 拓生）

症例 5

ショック1
循環血漿量減少性ショックを見抜く

テーマ 心エコー，循環血漿量減少性ショック

ショックに対する迅速超音波診断の重要なコンセプトは，病歴や他の所見と連動させ，病態の大枠を外さない程度に，と心掛けることである。それ単独で確定診断を行おうとしないことが肝要である。

> **症例** 56歳の男性。朝から持続する心窩部痛があり，出勤するも顔面蒼白で，勤務先から救急要請。意識は清明，血圧 76/40 mmHg，心拍数 120 bpm，体温 36.2℃，呼吸回数 30 回/min，SpO_2（room air）95%
> 〔エコー所見（図1）〕
> **傍胸骨左室長軸像**：左室過収縮，明らかな心嚢液なし
> **傍胸骨左室短軸像**：中隔圧排像は認めず，描出範囲内で壁運動低下はなし
> **心尖部四腔像**：左室過収縮，明らかな心嚢液なし
> **心窩部四腔像，下大静脈**：圧痛あり，うまく描出できず

解説

心窩部痛から消化器疾患を思い浮かべることは容易だが，心疾患も念頭におく。長軸像で左室が過収縮であり，心原性ショックではないことから，左室に血液が充満できない病態を考える。心嚢液は見られず，心タンポナーデは

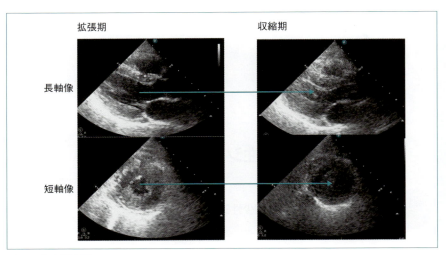

図 1　左室過収縮
対側の壁と合わさるぐらい収縮し (kissing papillary muscle)，左室が狭小化している。

否定。短軸像で右心負荷所見を認めず，ショックであるにもかかわらず低酸素状態ではない点から肺塞栓を否定できる。心尖部四腔像でここまでの所見を再確認。心窩部四腔像，下大静脈像にて，閉塞性ショックを除外できることを再確認したかったが，描出できず断念した。以上から，ほぼ循環血漿量減少性ショックと診断した。

> **経過**　心電図では特に有意な変化を認めず。ヘモグロビン値が 7 g/dL 台と低値。CT にて穿孔は否定された。緊急の上部消化管内視鏡検査を行い，出血性十二指腸潰瘍が判明。止血術を行った。

● ● ●

本症例は病歴，超音波所見を連動させながら，鑑別を行った症例である。いわゆる「血管内容量が不足している」病態（循環血漿量減少性ショック，分布異常性ショック）において，下大静脈径，呼吸性変動でアセスメントしていく方法はよく知られている。しかし，それのみならず，左室過収縮も，その指標たり得ることも強調しておきたい。

（吉田 拓生）

症例 6

ショック2
心原性ショックを見抜く

テーマ 心エコー，肺血症性ショック＋心原性ショック

ショックの臨床像は似通っていることが多いが，実は超音波検査ではそれぞれに違いを見ることができる。よって，プローブを当てて初めて判明する病態も多い。思い込みは捨て，スクリーニングしていく姿勢も重要である。

> **症例** 35歳の女性。既往は特にない。1週間前から全身倦怠感，徐々に増悪する呼吸苦を理由に，救急室を受診した。胸部CTにて右の大葉性肺炎あり。いったん一般病棟へ入室したが，入院翌日にバイタルサインがきわめて不安定になったため，ICUに入室した。ICU入室時の意識は清明，血圧76/40 mmHg，心拍数120 bpm，体温39.0℃，呼吸回数30回/min，SpO$_2$（リザーバー15 L）82％。緊急挿管の準備を行いつつ，心エコーを施行した。
>
> 〔エコー所見（図1）〕
> **傍胸骨左室長軸像**：左室の動きはきわめて不良
> **傍胸骨左室短軸像**：局所というより全体的に壁運動低下，特に心室中隔圧排像はなし
> **心尖部四腔像**：上記所見と同様，左室の高度収縮能低下，右心負荷所見は認めない
> **心窩部四腔像，下大静脈**：心嚢液はなし，呼吸努力の強さに対して呼吸性変動はわずか

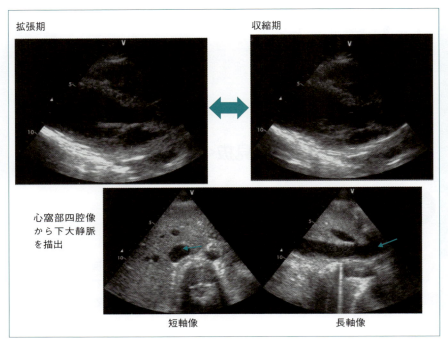

図1 左室収縮不全
拡張期,収縮期で左室径の変化は乏しい。
下段矢印:下大静脈緊満

解説

　　　特別な既往がなく,発熱があり,肺炎像があったことから,敗血症性ショックで間違いないと思いつつも,念のためという気持ちで心エコーを行った。ところが,傍胸骨左室長軸像,短軸像,心尖部四腔像で,明らかな心収縮能低下を認め,敗血症性ショック単独の病態ではない(左室過収縮になるはず)。敗血症性ショックに心原性ショックが合併したと考えた。

気管挿管後，著しい低血圧に至り，ノルアドレナリンのみならずバソプレシンも要する状態になった。心エコー所見から敗血症性ショックに心原性ショックの合併も（いわゆる敗血症性心筋症）あると判断され，カンファレンスにて体外式膜型人工肺（ECMO）の導入を行うべきかのディスカッションが行われた。

　本症例は，年齢から考えれば心原性ショックは考えにくいが，超音波検査を行ったことで，その鑑別診断が明るみに出てきた症例である。超音波検査を行えば鑑別診断は容易でもある。ショック患者に対峙した際は，思い込みは捨て，すべての患者に超音波検査を行う姿勢も重要である。

（吉田 拓生）

症例 7

神経ブロック後の気胸
超音波ガイド下で穿刺し，気胸の確認にも超音波を活用する

 肺エコー，気胸

内頸静脈や鎖骨下静脈穿刺，鎖骨上や鎖骨下腕神経叢ブロック，胸部傍脊椎ブロック，胸膜神経（PECS）ブロック後に予期せぬ経皮的酸素飽和度（SpO_2）の低下を生じることがある。これらの手技の合併症には，気胸があり，緊張性気胸となった場合は早急な対応が求められる。

多くの施設では，穿刺の過程を可視化し，穿刺回数を減らし，より安全な穿刺のために，超音波ガイド下に中心静脈穿刺やブロックを行っていると思われる。せっかく，超音波を使用して穿刺手技を行うのだから，合併症である気胸の有無も超音波を使用して確認しよう。

> **症例** 46歳の女性。右乳がんに対して，右乳房部分切除術が予定された。既往は特になし。麻酔は後期研修1年目の研修医と担当し，全身麻酔とPECSブロックで行った。

麻酔

■ 麻酔計画

乳房部分切除術では，術後の慢性痛予防のために区域麻酔を併用することがすすめられている。そのため，全身麻酔に胸部傍脊椎ブロックまたはPECSブロック[1, 2]を併用することを検討した。傍脊椎ブロックは側臥位または腹

臥位へと体位変換が必要なので，PECSブロックを選択した。

■ 麻酔

本症例では，全身麻酔導入後に超音波ガイド下に右PECSブロックを行う予定とした。

　麻酔は，プロポフォールとレミフェンタニルで導入し，ロクロニウムで筋弛緩を得たあと，気管挿管を行った。維持は酸素，空気，プロポフォール，レミフェンタニルとした。全身麻酔導入後に，右PECSブロックを行った。手術終了前にアセトアミノフェンの静脈内投与を実施。PECSブロックの効果が十分であれば，術後鎮痛はPECSブロックとアセトアミノフェンで満足いく効果が得られる。手術当日夜から，アセトアミノフェンまたは非ステロイド性抗炎症薬（NSAIDs）の定期内服を開始することとした。

■ PECSブロック

高周波リニア型プローブを使用する。鎖骨中線からやや外側に肋骨と直交するようにプローブを当て鎖骨下動静脈を確認し，すぐ尾側にある第2肋骨を同定する。プローブを外側，腋窩方向に動かし，第3肋骨レベルの大胸筋と小胸筋，第4肋骨レベルの小胸筋と前鋸筋を確認する。

　穿刺は，頭側から尾側に向けて，プローブとブロック針が平行になるように平行法で穿刺を行う。0.25％ レボブピバカインを，第3肋骨レベルの大胸筋と小胸筋の間に10 mL（PECS Iブロック）（図1），第4肋骨レベルの小胸筋と前鋸筋の間に30 mL（PECS IIブロック）（図2）使用する。

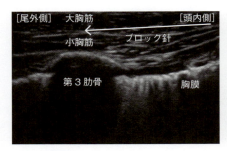

図1　PECS Iブロック

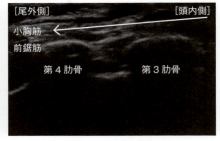

図2　PECS IIブロック

経過 PECS ブロックを行おうとしたが，ブロック針の描出に時間がかかった。
局所麻酔薬注入中は，空気の吸引を認めなかったが，ブロック後，徐々に SpO_2 が低下し，頻脈となった。SpO_2 の低下の原因を検索するために肺エコーを行った。

肺エコー[3〜5]

■プローブの選択

肺エコーを行う場合プローブは，リニア型・コンベックス型・セクター型のどれでもよい。しかしながら，本症例のように気胸を疑い，浅い部位にある胸膜の評価を行いたい場合は，リニア型が適している。本症例では，PECSブロックを高周波リニア型プローブで行っているので，そのまま同じプローブを使用する。

■描出のコツ

肺エコーに慣れない時期は，必ずプローブを体軸と平行に（肋骨と直交するように）当て，肋骨と肋骨を描出し bat sign を確認する（図3）。
　気胸を疑う場合は，重力を考え，空気が溜まりそうなところから始める。本症例のように仰臥位であれば，第2肋間中腋窩線，第4肋間中腋窩線の付近から始める。一方，胸水や肺水腫を疑う場合は，側胸部背側から始めればよい。いずれにしろ，片側1箇所で所見があったから『診断』というわけではなく，両肺を系統的に検査し，他疾患の見落としを少なくする必要がある。

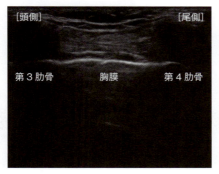

図3　bat sign

症例7 | 神経ブロック後の気胸

■ 正常所見

正常所見については Part 1 3 章「Breathing：肺エコー」に詳しいので，本章では鑑別のポイントのみにとどめる。

- lung pulse（Bモード）（図4）と lung sliding（Bモード）（図5）

  lung pulse（+），lung sliding（+）だと，肺実質はその部位に存在し，換気されていることを示す。一方，lung pulse（+），lung sliding（−）だと，肺実質はその部位には存在するが，換気されていないことを示すので，食道挿管や片肺挿管を疑う。

- seashore sign（Mモード）（図6）

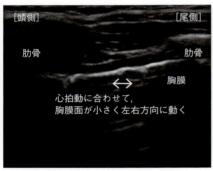

図4　lung pulse

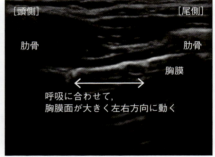

図5　lung sliding

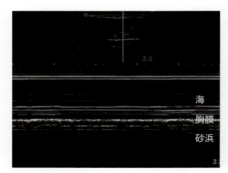

図6　seashore sign

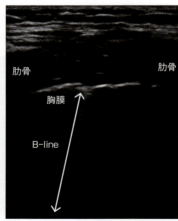

図7　B-line

seashore sign（+）つまり lung sliding（+）のときは，気胸は否定できる。
- B-line（Bモード）（図7）

    B-line（+）のときは，気胸は否定できる。

■異常所見
- stratosphere sign（Mモード）（図8）

    lung pulse（-），lung sliding（-）でMモードにした場合，stratosphere[*1] sign と呼ばれる像がみられる。lung pulse や lung sliding がわかりにくい場合，Mモードを使用し，seashore sign なのか，stratosphere sign なのかを確認し，気胸の診断を補助的に行うことができる。

    stratosphere sign（+）のときは，気胸が疑われる。

- lung point（Bモード）（図9）

    肺実質と虚脱肺の境界である lung point が確認できれば，気胸の確定診断となる。bat sign を描出した状態からプローブを回転させ，肋間と平行になるように当てる。プローブを側胸部から背側に向けてスライドし，lung point を探す。lung point を確認することで，肺が虚脱している範囲を，大まかではあるが確認ができる。虚脱範囲が広ければドレーンを挿入する。バイタルサインが安定しており，ドレーンの挿入が必要ない場合も超音波検査により経時的にフォローする。肺が大きく虚脱している場合（前胸部にも側胸部にも肺実質が接していない場合）は，lung point を確認できない場合があるので，注意が必要である。

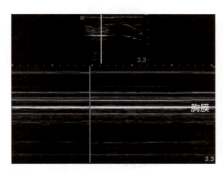

図8　stratosphere sign

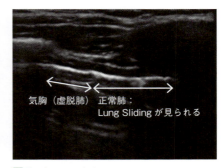

図9　lung point

＊1 stratosphere は成層圏の意味。

■気胸の診断（図10）

Bモードで lung pulse（＋），lung sliding（＋），Mモードで seashore sign（＋）で，気胸は否定できる。一方，lung pulse（－），lung sliding（－），Mモードで stratosphere sign（＋）で，気胸が疑われる。正常肺と気胸肺の境目である，lung point があれば，気胸と診断できる。

超音波での気胸の診断の感度は90.0％，特異度は98.2％，胸部X線撮影での気胸の感度は50.2％，特異度は99.4％ である[6]。

■pleural sign

気胸を否定できる所見として，lung pulse（＋），lung sliding（＋），B-line（＋）の3つがあり，これらを合わせて"pleural sign"と呼ぶ[7]。lung pulse，lung sliding，B-line は，すべて胸膜から発生するためである。そのため，pleural sign が見られるときは，壁側胸膜と臓側胸膜が正常に向かい合って存在していることを示す。

■鑑別診断

肺エコーを行ったが気胸ではなかった場合の，本症例での鑑別については，気管挿管後に時間が経過してから SpO_2 が低下しているので，可能性は低いが，食道挿管や片肺挿管（気管支挿管）などが挙げられる（図11）。

食道挿管では，肺エコーで両肺で lung pulse（＋），lung sliding（－），気道エコーで食道内にチューブ（＋）の所見が得られる。

一方，片肺挿管では，肺エコーで片肺で lung pulse（＋），lung sliding（－），気道エコーで食道内にチューブ（－）の所見が得られれば，反対側の片肺挿管（気管支挿管）となる。

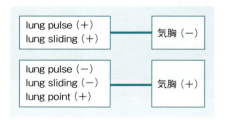

図10 気胸診断（Bモード）

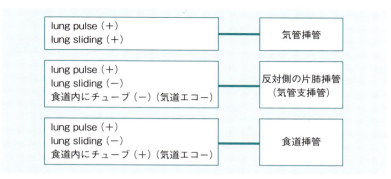

図11 食道挿管

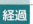 lung pulse，lung sliding，B-line を認めた。lung point 所見から気胸と診断して対応した。

(矢鳴 智明)

● 文献
1. Bashandy GM, Abbas DN. Pectoral nerves I and II blocks in multimodal analgesia for breast cancer surgery：a randomized clinical trial. Reg Anesth Pain Med. 2015；40：68-74.
2. Kulhari S, Bharti N, Bala I, et al. Efficacy of pectoral nerve block versus thoracic paravertebral block for postoperative analgesia after radical mastectomy: a randomized controlled trial. Br J Anaesth. 2016；117：382-6.
3. Kristensen MS. Ultrasonography in the management of the airway. Acta Anaesthesiol Scand. 2011；55：1155-73.
4. Piette E, Daoust R, Denault A. Basic concepts in the use of thoracic and lung ultrasound. Curr Opin Anaesthesiol. 2013；26：20-30.
5. Bouhemad B, Mongodi S, Via G, et al. Ultrasound for "lung monitoring" of ventilated patients. Anesthesiology. 2015；122：437-47.
6. Alrajhi K, Woo MY, Vaillancourt C. Test characteristics of ultrasonography for the detection of pneumothorax. a systematic review and meta-analysis. Chest. 2012；141：703-8.
7. 大宮浩揮．基礎編 正常：lung pulse（B モード）．In: 鈴木昭広編．こんなに役立つ肺エコー．東京：メジカルビュー社，2015；38.

症例

人工呼吸離脱困難患者の経皮的気管切開

気管切開時の合併症軽減のために気道エコーを活用する

テーマ 気道エコー，外科的気管切開

気道エコーの役割は，救急領域での応用はガイドライン[1]では推奨されているものの，ベッドサイドでの応用についてはいまだ明確になっていない．気道エコーの役割としては，理想的にはCT検査を用いずとも気道に位置する構造物の解剖学的同定および異常所見の発見，そして喉頭や咽頭の機能の評価ができることとなる．しかし，日本ではCT検査が優先されるのではないだろうか？その理由として気道エコーを汎用できる臨床的な状況が明確にされていないことが考えられる．

本章では症例を通じて，ベッドサイドにおけるpoint-of-care ultrasound（POCUS）としての気道エコーの役割を明らかにしていく．

症例 84歳の男性．慢性閉塞性肺疾患（COPD）を基礎疾患として誤嚥性肺炎を繰り返しており，今回も挿管管理となった．人工呼吸器管理前においても，栄養状態は不良．COPDの内科的治療においても，呼吸機能の改善はなく，去痰困難，日常生活動作（ADL）は徐々に悪化していた状態であった．

気道エコーの基本[2)]

■気道エコーの基本画像（図1）

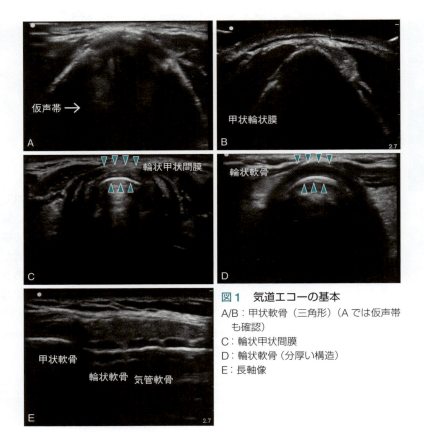

図1　気道エコーの基本
A/B：甲状軟骨（三角形）（Aでは仮声帯も確認）
C：輪状甲状間膜
D：輪状軟骨（分厚い構造）
E：長軸像

■描出方法

プローブは6〜13 MHz，5〜10 MHzの高周波リニア型プローブを選択する。気道の構造物も基本的には浅い位置にあるため，3〜4 cm程度の深度で短軸・長軸の2方向の観察を行う（図2）。

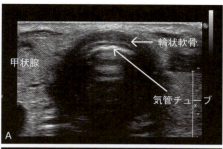
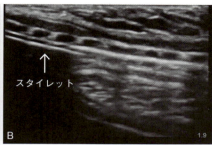
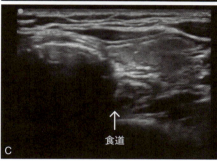

図2　気管挿管時の正常解剖

気管挿管の確認：直接法として胸骨上縁～甲状軟骨レベルにプローブを置き，チューブの確認が可能。間接法として lung sliding，食道挿入の有無が評価可能。
A：輪状軟骨レベルで気管チューブが挿入していることが観察。
B：小児の気道エコー長軸像。気管前面に押しつけられた気管チューブ前面を観察。
C：食道の確認が可能。胃管挿入が確認できる。

人工呼吸器管理中における超音波検査の役割

　人工呼吸器管理においては，早期離脱を目指すための評価が必要となる。呼吸機能，酸素化の改善など生理学的アプローチを行うこととともに器質的な改善を画像所見から得ていく。自発呼吸試験 spontaneous breathing trial（SBT）を行い，人工呼吸器離脱可能かどうかの判断を行う。

■人工呼吸器管理中の超音波検査で確認すべき所見

①無気肺・肺炎（tissue like sign, consolidation）
②胸水
③B-line（心不全，肺水腫の程度について）
④気胸（lung sliding, lung pulse, lung point）
⑤横隔膜（動き・厚み）

　上記については，胸部X線写真より感度・特異度も高いこともあり，体位の制限はあるかもしれないが，人工呼吸器管理中は肺エコーをルーチンに行うよう努めていく（図3）。

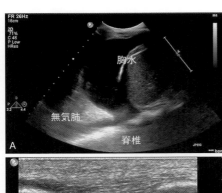
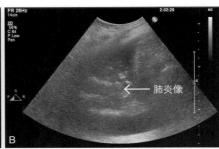
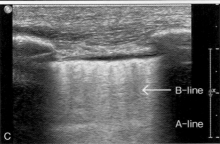

図3 人工呼吸器管理中における肺エコーの実際

A：無気肺および胸水を認める（右胸腔）。
B：無気肺の中に肺炎像も認める（左胸腔）。低エコー領域，高エコー領域が混在。
C：複数のB-lineを認めた急性呼吸促迫症候群（ARDS）の症例
　太い複数本の縦のラインがA-lineを打ち消して伸びている様子が観察される。

一方，本症例のような人工呼吸離脱困難の場合，以下の要因をもとに気管切開の必要性について検討していく。患者の全身状態を総合評価したうえでメリット・デメリットを考慮し，気管切開を行うかどうかを決定していく。

人工呼吸離脱困難

以下のような患者では人工呼吸離脱困難のリスクが高い。
①呼吸機能低下：呼吸仕事量が多い（コンプライアンス低下，気道抵抗が高い），呼吸筋力の低下／呼吸筋疲労〔栄養状態不良，進行する神経疾患，人工呼吸器依存（critical illness polyneuropathy）〕，肺機能の改善を認めない（原疾患のコントロール不良，酸素化の不良），体液管理不十分（心不全）
②意識レベルの低下
③上気道の解剖学的異常（出血，浮腫，術後など）により抜管後の上気道閉塞や再挿管の困難リスクが高いと予想されるもの
④誤嚥リスクが高い
⑤繰り返す再挿管患者

人工呼吸器管理の離脱を目指しSBTを行うが，呼吸筋疲労のため失敗。栄養状態の改善も乏しく，肺炎の管理は不良。そして背景に繰り返す誤嚥性肺炎，人工呼吸器管理を必要とする呼吸不全もあるため，気管切開が適応と考えた。患者本人，家族に気管切開の必要性，その利点・欠点を説明し，気管切開を行うこととなった。

気管切開

■メリット
- 呼吸仕事量の低下→呼吸機能改善
- 口腔内の清潔保持→人工呼吸器関連肺炎の予防
- 人工呼吸器管理における鎮静鎮痛薬の必要性低下→リハビリテーション促進，ADLの上昇

  これらより，ICUからの早期退室・日常生活に向けての準備が可能になる。

■デメリット[3~5]
- 出血，チューブの誤挿入（縦隔・片肺），これらによる気管・気管支攣縮，低酸素血症，電気メス使用時の高濃度酸素による熱傷など
- 気管切開中期～晩期の合併症：気管腕頭動脈瘻，声門下狭窄，気管食道瘻，感染（縦隔炎，創部感染）

  これらの合併症を軽減するためにはどう取り組むか。気道エコーを用いることでどのようなことが可能になるか考察を含め，気管切開についての解説を加えていく。

■気管切開の手法

気管切開のテクニックの選択肢として，外科的気管切開および経皮的気管切開 percutaneous dilatational tracheostomy（PDT）が挙げられる。緊急時に行う輪状甲状間膜切開とはかなり異なり，分けて考える必要がある。

　気管切開の合併症である出血や創部感染においては，PDTが優れているとの報告もみられる。しかし質の高い研究も少なく，術者のテクニックに依存することが多いため，現時点ではどちらの手技が合併症が少ないかは結論を出すことができていない[6~8]。集中治療においてはベッドサイドで行うこ

とができる PDT のメリットは大きいと筆者らは考えている。

経皮的気管切開（PDT）

■穿刺法

PDT のキットはさまざまなものが開発されている（図4）。下記2つの手技が日本国内では普及している。

- Ciaglia 法

1985 年に Ciaglia[9] が，ガイドワイヤーを通して気管拡張を行う方法を提唱した。その後，角型の拡張器具を用いる Ciaglia blue rhino 法（modified Ciaglia 法）が普及している。

- Griggs 法[10]（Griggs guidewire dilating forceps technique）

ガイドワイヤー越しに鉗子を気管に挿入して拡張し，気管チューブを挿入する方法である。

…

島根大学医学部附属病院（当院）では，以前は Griggs 法を採用していたが，合併症の少なさより，現在は Ciaglia blue rhino 法（modified Ciaglia 法）を

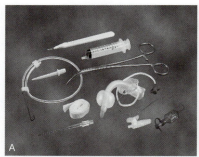
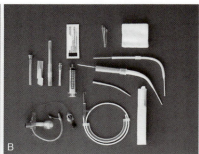
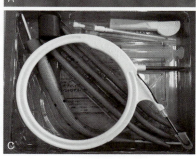

図4　PDT のキット
A：パーキュティニアストラキオストミーキット（スミスメディカル社製，東京）。
B：ネオパーク（コヴィディエンジャパン社製，東京）。
C：チャリアブルーライノ G2 経皮的気管切開用ダイレーターセット（クックジャパン社製，東京）。

採用している[11, 12]。

■ PDT における超音波検査の役割[13]

PDT を選択としたとしても出血，気道・縦隔の損傷，声門下狭窄などの合併症がゼロとなるわけではなく，かぎりなく合併症を少なくするために気道エコーを用いた point-of-care の考え方が必要となってくる。プレスキャンを行い，PDT が安全に施行できるか判断すること，そして術中や術後の合併症を回避するために超音波ガイド下で手技を行うことができるか，また早期に合併症を発見できるかが，重要なポイントとなる。

● プレスキャンで確認すること（図5）
・切開位置の同定：気管切開の体位を取り，甲状軟骨，輪状軟骨，気管軟骨の同定を行い，声帯の近い位置を避けた部位で気管切開が可能か検討する。
・切開部位を走行する血管の同定：浅頸静脈，甲状腺静脈の枝などが，切開穿刺する位置に走行していないかの判断
・気管腕頭動脈瘻の有無
・気管までの深さや気管サイズの測定
・気管周囲組織の観察（甲状腺腫大，腫瘍の同定）

プレスキャンを行うことで，PDT が安全に施行できるかどうかの判断が可能となる（**MEMO**）。PDT を行う予定としていたが，プレスキャン後に外科的気管切開術に変更する症例も存在する。選択する手技が，より安全であるか否か考えるうえで，気道エコーは有用である。

肥満患者などで気管までの距離が長い場合では，気道エコーの所見をもとに，外科的気管切開と PDT を合わせたハイブリッド法を選択する場合もある。

● 麻酔から穿刺まで（図6）
全身麻酔管理に準じたモニター下でプロポフォール，フェンタニル，筋弛緩薬を使用し施行する。1% アドレナリン添加リドカインを局所注射し，清潔にカバーしたプローブによる短軸像で，リアルタイム超音波ガイド下穿刺を行う（図6-A）。これにより穿刺部位の血管を避け，気管正中から外れることなく施行可能となる。気管内に挿入されているかは注射器のエアの確認および超音波画像で確認する。ガイドワイヤーが気管中枢部に向かっているかの確認は，長軸像で行う（図6-C）。後壁穿刺の同定は超音波検査では難し

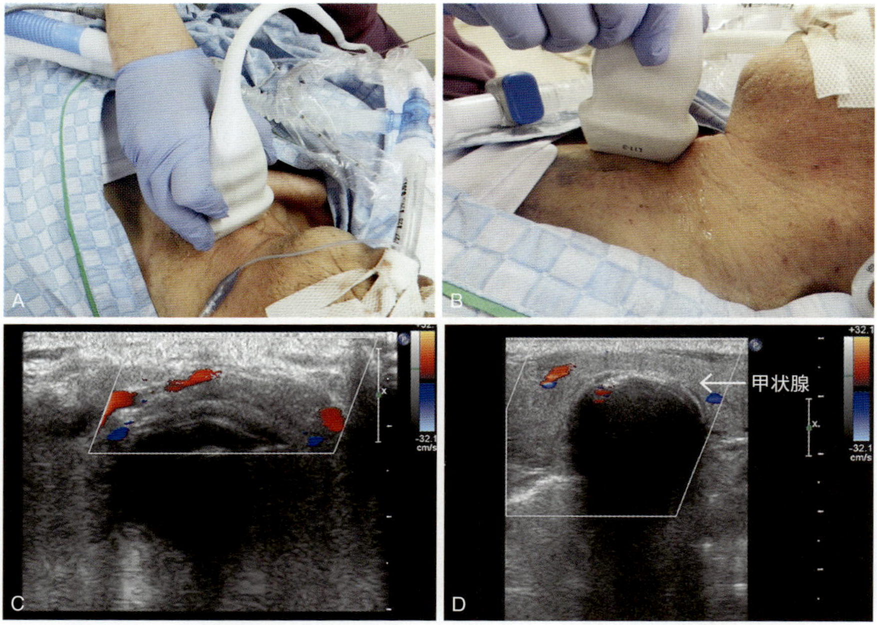

図5 PDTにおける気道エコーによるプレスキャン
気管切開体位を取り，短軸像（A），長軸像（B）を確認して，切開位置の同定，皮膚から気管前面までの距離，気管前面にある血管の確認を行う。
C：表面に血管も多く，PDTから外科的気管切開術に変更する。
D：PDTを行った症例の気道エコー図。

> **MEMO　リアルタイム超音波ガイド下穿刺**
>
> 近年，リアルタイム超音波ガイド下穿刺が推奨されるようになった[14〜19]。穿刺時の合併症は，出血や誤穿刺である。穿刺部位の同定や異常血管を避けるためにプレスキャンは有用である。しかし，気管後壁の穿刺や気管正中から外さないようにしていくためには，超音波ガイド下リルタイム穿刺が必要となる。長軸法・短軸法どちらも報告がみられる[20]。

いこともあるため，適宜気管支ファイバーを用い観察する。

● **気管支鏡との比較**

以前，筆者らは気管チューブを声門上器具に入れ替えるか，または気管チューブを声帯下ぎりぎりまで戻す方法で，気管支鏡をリアルタイムに使用し，

臨床応用の方法 Part 2

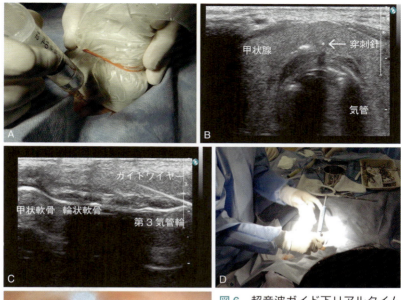

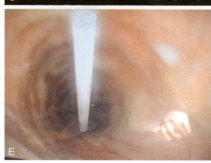

図6 超音波ガイド下リアルタイム穿刺の実際
A：リアルタイム穿刺（短軸）。
B：針先が正中より外れていないことを確認。
C：ガイドワイヤーの挿入を超音波画像で確認。
D：気管拡張。
E：気管支鏡にて正中より外れていないことを最終確認。

穿刺位置の同定，後壁穿刺の有無，ガイドワイヤーの挿入の確認などを行っていた。気管支鏡を使用する場合は，医師をさらに一名確保する必要がある。また，気管チューブの事故抜去や声門上器具のフィットの悪さによる換気不全，高いPEEPを必要とする症例では，低酸素血症の合併症の注意が必要となる[21~23]。

近年，気管支鏡ガイド下穿刺と比較し，リアルタイム超音波ガイド下穿刺の非劣性，または合併症の軽減，手技の時間短縮を示唆する報告も散見されるようになった[15~19]。そのため現在，当院においては，適宜，確認にのみ

気管支鏡を使用している。

　また，先述のように，以前は気管チューブを抜去して声門上器具を使用することが多かったが，現在は気管チューブを逆に気管分岐部ぎりぎりの位置まで挿入し，気管チューブの上から超音波ガイド下穿刺を行い，ガイドワイヤーを挿入する方法に変えている[24]。この方法では，気管チューブがガードとなり気管後壁への穿刺が避けられること，気管チューブカフの誤穿刺を避けることが可能となる。ダイレーターを挿入する際には，気管チューブを声帯下ぎりぎりにまで抜去するが，気道エコーでカフの位置を調整するという気管支鏡を用いない方法も紹介されている[14, 16]。

● **気管切開後の超音波による確認**

術後は，皮下気腫や気管内や創部の出血の有無を含めて，呼吸に関して重点的にフィジカルアセスメントを行うこと，そしてチューブの挿入位置など胸部X線写真も有用であるが，必ず気道エコーで確認する。

　気道エコーでの確認のポイントは気道周囲の出血の有無を確認することと，肺エコーを用い換気に伴う両肺のlung slidingがあること，気胸の確認（除外，疑い，確定診断）を行う。

気道エコーで行えることはまだ明確でない部分も多く，普及は決して進んでいるわけではない。基本的に，身体診察やX線画像などと合わせて評価していくものではある。しかし筆者らは，気管切開または気管穿刺を行う患者においては，合併症軽減のため，術前評価，術中，術後評価に積極的に行うべき手技と考えている。

（二階 哲朗，森 英明）

● **文献**

1. American College of Emergency Physicians. American College of Emergency Physicians. ACEP emergency ultrasound guidelines-2001. Ann Emerg Med. 2001 ; 38 : 470-81.
2. 山口嘉一．気道エコー．Intensivist. 2017 ; 9 : 51-8.
3. 片岡英幸 北野博也．気管切開術の基本手技と合併症対策．日気管食道会報. 2012 ; 63 : 201-5.
4. 武居哲洋．気管切開の虚像と真実② 気管切開のテクニック．Intensivist. 2012 ; 4 : 747-63.
5. Halum SL, Ting JY, Plowman EK, et al. A multi-institutional analysis of tracheotomy complications. Laryngoscope. 2012 ; 122 : 38-45.

6. Oliver ER, Gist A, Gillespie MB. Percutaneous versus surgical tracheotomy: an updated meta-analysis. Laryngoscope. 2007;117:1570-5.
7. Higgins KM, Punthakee X. Meta-analysis comparison of open versus percutaneous tracheostomy. Laryngoscope. 2007;117:447-54.
8. Putensen C, Theuerkauf N, Guenther U, et al. Percutaneous and surgical tracheostomy in critically ill adult patients: a meta-analysis. Crit Care. 2014;18:544.
9. Ciaglia P, Firsching R, Syniec C. Elective percutaneous dilatational tracheostomy. A new simple bedside procedure; preliminary report. Chest. 1985;87:715-9.
10. Griggs WM, Myburgh JA, Worthley LI. A prospective comparison of a percutaneous tracheostomy technique with standard surgical tracheostomy. Intensive Care Med. 1991;17:261-3.
11. Cabrini L, Monti G, Landoni G, et al. Percutaneous tracheostomy, a systematic review. Acta Anaesthesiol Scand. 2012;56:270-81.
12. Fikkers BG, Staatsen M, van den Hoogen FJ, et al. Early and late outcome after single step dilatational tracheostomy versus the guide wire dilating forceps technique: a prospective randomized clinical trial. Intensive Care Med. 2011;37:1103-9.
13. 二階哲朗. 経皮的気管切開. Intensivist. 2017;9:207-14.
14. Rajajee V, Williamson CA, West BT. Impact of real-time ultrasound guidance on complications of percutaneous dilatational tracheostomy: a propensity score analysis. Crit Care. 2015;19:198.
15. Gobatto AL, Besen BA, Tierno PF, et al. Comparison between ultrasound- and bronchoscopy-guided percutaneous dilational tracheostomy in critically ill patients: a retrospective cohort study. J Crit Care. 2015;30:220.e13-7.
16. Yavuz A, Yilmaz M, Göya C, et al. Advantages of US in percutaneous dilatational tracheostomy: randomized controlled trial and review of the literature. Radiology. 2014;273:927-36.
17. Gobatto AL, Besen BA, Tierno PF, et al. Ultrasound-guided percutaneous dilational tracheostomy versus bronchoscopy-guided percutaneous dilational tracheostomy in critically ill patients (TRACHUS): a randomized noninferiority controlled trial. Intensive Care Med. 2016;42:342-51.
18. Ravi PR, Vijay MN. Real time ultrasound-guided percutaneous tracheostomy: Is it a better option than bronchoscopic guided percutaneous tracheostomy? Med J Armed Forces India. 2015;71:158-64.
19. Chacko J, Gagan B, Kumar U, et al. Real-time ultrasound guided percutaneous dilatational tracheostomy with and without bronchoscopic control: an observational study. Minerva Anestesiol. 2015;81:166-74.
20. Dinh VA, Farshidpanah S, Lu S, et al. Real-time sonographically guided percutaneous dilatational tracheostomy using a long-axis approach compared to the landmark technique. J Ultrasound Med. 2014;33:1407-15.
21. Reilly PM, Anderson HL 3rd, Sing RF, et al. Occult hypercarbia. An unrecog-

nized phenomenon during percutaneous endoscopic tracheostomy. Chest. 1995 ; 107 : 1760-3.
22. Ziyaeifard M, Totonchi Z. Real-time ultrasound guided the new standard technique for percutaneous dilatational tracheostomy (PDT). Anesth Pain Med. 2015 22 ; 5 : e24653.
23. Dennis BM, Eckert MJ, Gunter OL, et al. Safety of bedside percutaneous tracheostomy in the critically ill: evaluation of more than 3,000 procedures. J Am Coll Surg. 2013 ; 216 : 858-65.
24. Sangwan YS, Chasse R. A modified technique for percutaneous dilatational tracheostomy: A retrospective review of 60 cases. J Crit Care. 2016 ; 31 : 144-9.

症例 9

術後の意識障害
簡単便利に，迅速に，意識障害を超音波で鑑別せよ！

 眼球エコー，脳梗塞，脳浮腫

眼球エコーは，近年のメタ解析において，視神経鞘径 optic nerve sheath diameter（ONSD）の拡大が頭蓋内圧 intracranial pressure（ICP）亢進を示唆する感度は 90％，特異度は 85％ とあり[1]，ICU のベッドサイドや手術室，救急初療室における意識障害の診断および鑑別，治療方針の決定に有用なツールとなり得る。

本章では，意識障害のある患者に対して，眼球エコーによる ONSD の計測をどのように活用するかを概説する。

> **症例** 85 歳の女性。うっ血性心不全にて他院に入院し，人工呼吸器管理がされていた。経胸壁心エコー（TTE）所見では，弁口面積 0.3 cm^2，最大圧較差が 74 mmHg の大動脈弁狭窄症（AS）が認められていた。AS の治療が心不全の改善に必要と考えられ，当院に転院搬送され準緊急で経カテーテル的大動脈弁置換術（TAVR）が施行された。
>
> 術後 1 日目の朝に覚醒せず，疼痛刺激でも開眼せず，左上下肢を動かすが，右上下肢は動かなかった。血圧 190/110 mmHg，脈拍 85 bpm，心房細動であった。術当日は 36℃ 前後で推移していた体温が 39℃ まで上昇していた。

【眼球エコー所見】
身体所見で右上下肢の麻痺を疑わせる所見があったことから頭蓋内病変が疑われ，ベッドサイドで眼球エコーを施行した。眼球の ONSD は 5.4 mm（図1）と拡大を認めており，ICP が上昇し得る頭蓋内病変が存在する可能性が疑われた。頭部 CT を施行したところ，左の大脳半球に広範囲な脳梗塞と脳浮腫（図2）が認められた。

解説

ONSD が頭部外傷後の患者において，ICP と相関があることがわかっている[2]。本症例では，ONSD が 5.4 mm と拡大しており，健常成人女性の ONSD の平均値が 3.6 mm であった[3]ことを考慮すると，ICP 亢進を認める頭蓋内病変があったと判断してもよいと考えられる。

ICP 亢進と診断し得る ONSD のカットオフ値については 4.8〜6.0 mm とばらつきがあり[4]，はっきりとしたことはいえないが，湘南鎌倉総合病院（当院）においては，5 mm 以上であれば ICP の亢進があると判断している。

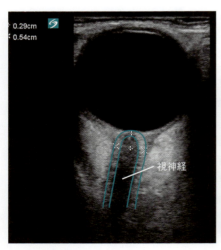

図1　視神経鞘
5.4 mm と若干ではあるが視神経鞘の拡大を認める。青線で示した部分が視神経鞘。

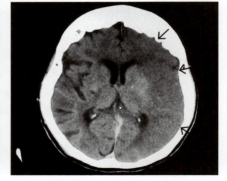

図2　頭部 CT 所見
左大脳半球に広範囲な脳梗塞の所見と脳浮腫を認める。

ONSDに対応し得る他の臨床所見としては，眼底所見でのうっ血乳頭があるが，眼底鏡や眼底カメラをベッドサイドで使用するには，それらに対する習熟が必要である。一方，ONSDを測定することは比較的簡便であり，短時間のトレーニングで研修医や看護師でも習熟可能なところに魅力がある。また，意識障害の患者を発見したときに積極的に眼球エコーを行い，ONSDを計測することでCT撮影の判断時間を短縮することができるかもしれない。

過信は禁物！？ONSDの落とし穴

ONSDとICPの関連については，頭部外傷[2]や頭蓋内出血の患者[5]における報告が多い。脳梗塞に関しては，大脳半球の広範囲な脳梗塞でかつ脳浮腫が認められているような本症例ではONSDの拡大を確認できる。しかし，小脳梗塞や脳幹梗塞による意識障害ではONSDが5mm未満のままであることもある。特にICUにおいては，鎮痛薬や鎮静薬が使用されていることも加わって臨床判断に迷い，結果として頭部CTの撮影を行ったことが多々あった。そのようなときは，画像所見で脳室の狭小化を伴うような脳浮腫は確認できなかった。

ONSDの拡大がなくても重度のものや遷延性の意識障害があれば，自ずとCTなどの画像検査に向かうのであろうが，ONSDの拡大がないことを過信して，臨床判断を遅らせることがないようにしていきたい。

また，低侵襲である超音波検査のなかでも，眼球エコーは被検者の安全への配慮が特に要求される点も忘れてはならない（**MEMO 1, 2**）。

MEMO 1 ALARAの原則：As Low As Reasonably Achievable

超音波装置を用いるときは超音波そのものによる熱的作用や非熱的作用があることには注意しなければならず，その安全性の指標としてthermal index（TI）とmechanical index（MI），が規定されている[6]。2008年の米国食品医薬品局Food and Drug Administration（FDA）の勧告では眼球用途における超音波のMIは0.23未満，TIは1.0未満と規定されている[7]。

このため眼球エコーを行うときは，出力を下げたり，ゲインを調整したりするなど，眼球エコーに適した設定に手動で調節しなければならない。また，できるだけ短時間で検査を終了させることも重要になる。

MEMO 2 超音波のゼリー，目に入っても大丈夫！？

超音波検査用のゼリーが，眼球に有害であったとする報告は認められていない。また，超音波プローブには細菌の付着が見られたが，ゼリー内での細菌の繁殖は認められなかった[8]という報告もあり，ゼリーが眼球に入ることは大きな問題にはならないと考えられる。

より安全に検査を施行しようと思うのであれば，テガダーム®などのフィルムドレッシング材を貼付したり[9]，滅菌ゼリーを用いるのがよいだろう。

ONSDの計測部位

ONSDを計測するときには図1のように視神経の外側にある高エコー部分の最も外側を計測するのがよいとされている[10]。また視神経の描出されている眼球から後方3mmのONSDはCT画像上でのONSDとの高い相関があることもわかっている[11]。しかし，図3のような計測部位にばらつきが生じると，その結果の解釈を誤ってしまう可能性があるため，注意が必要である。

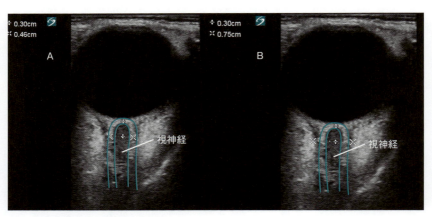

図3 ONSDの計測での注意点
眼球の後方で低輝度の線状に描出されているのが視神経であり，視神経鞘は視神経の外側にある高エコーで描出される部位である（青線で示した部分）。Aのように計測部位が内側になってしまうと過小評価になり，Bのように外側になってしまうと過大評価になる可能性がある。

（小室 哲也）

● 文献

1. Dubourg J, Javouhey E, Geeraerts T, et al. Ultrasonography of optic nerve sheath diameter for detection of raised intracranial pressure: a systematic review and meta-analysis. Intensive Care Med. 2011；37：1059-68.
2. Soldatos T, Karakitsos D, Chatzimichail K, et al. Optic nerve sonography in the diagnostic evaluation of adult brain injury. Crit Care. 2008；12：R67.
3. Goeres P, Zeiler FA, Unger B, et al. Ultrasound assessment of optic nerve sheath diameter in healthy volunteers. J Crit Care. 2016；31：168-71.
4. Shevlin C. Optic nerve sheath ultrasound for the bedside diagnosis of intracranial hypertension: pitfalls and potential. Critical Care Horizons. 2015；1：22-30. <http://www.criticalcarehorizons.com/wp-content/uploads/2016/05/optic-nerve-sheath.pdf>
5. Moretti R, Pizzi B. Optic nerve ultrasound for detection of intracranial hypertension in intracranial hemorrhage patients：confirmation of previous findings in a different patient population. J Neurosurg Anesthesiol. 2009；21：16-20.
6. 紺野 啓．超音波検査法の基礎〜原理，モード，走査方式，アーチファクト〜．Intensivist 2017；9：3-14.
7. ter Haar G 編，日本超音波医学会機器および安全に関する委員会訳．診断用超音波の安全な使用第3版．東京：日本超音波医学会，2016. <https://www.jsum.or.jp/committee/uesc/pdf/download.PDF>
8. Lawrence MW, Blanks J, Ayala R, et al. Hospital-wide survey of bacterial contamination of point-of-care ultrasound probes and coupling gel. J Ultrasound Med. 2014；33：457-62.
9. Roth KR, Gafni-Pappas G. Unique method of ocular ultrasound using transparent dressings. J Emerg Med. 2011；40：658-60.
10. Han Chen, Gui-Sheng Ding, Yan-Chun Zhao, et al. Ultrasound measurement of optic nerve diameter and optic nerve sheath diameter in healthy Chinese adults. BMC Neurol. 2015；15：106.
11. Hassen GW, Bruck I, Donahue J, et al. Accuracy of optic nerve sheath diameter measurement by emergency physicians using bedside ultrasound. J Emerg Med. 2015；48：450-7.

症例 10

尿道カテーテル留置後の血尿
いつもの手技でも安易な施行は慎み，超音波で確認する

テーマ 膀胱エコー，カテーテル閉塞の鑑別

バルーン（尿道カテーテル）留置。あまりにも日常すぎて研修医や新米看護師の仕事になっていないだろうか？

いつもと違うとき，「もしかしたら？」と冷静に考えて，処置を中断するという判断は重要である。

非常に深く反省した症例を紹介する。

経過 78歳の男性，身長175 cm，体重66 kg。頸椎後縦靱帯骨化症に対して椎弓切除術が予定された。麻酔導入後，主治医が尿道カテーテル挿入を試みた。挿入時の抵抗はなく十分な深さまで挿入していたので，カテーテル内に尿の流出が見られなかったが蒸留水10 mLをバルーンに注入，拡張した。拡張時にも抵抗はなかった。ヘッドピンを装着し体位変換をする直前に，尿道カテーテルから図1のような血液の排出が見られた。超音波で膀胱を描出すると，図2のように膀胱内ではなく前立腺部尿道に尿道カテーテルのバルーンがあることが判明，泌尿器科をコールした。尿道カテーテルにガイドワイヤーを挿入し，膀胱内に先端を進めようとしたが不可能であったため，挿入していた尿道カテーテルを抜去，再挿入した（図3）。前立腺部尿道損傷と診断，洗浄，膀胱内の血液を回収し，圧迫止血のため1週間の尿道カテーテル留置となった。

後日患者に説明したところ，前立腺肥大を以前から指摘されていたとのこと。泌尿器科医からは「肥大した前立腺の性状がソフトだったのでしょうね。尿の排出がなければ絶対にバルーンを膨らませないでください」と厳重な注意を受けた。

患者は，術翌日には肉眼的血尿はなくなり，尿道カテーテルは1週間後に抜去した。

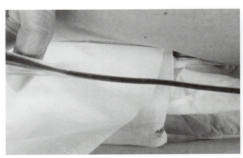

図1　尿道カテーテルからの血液流出

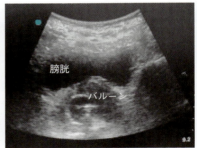

図2　前立腺部膀胱にバルーンあり

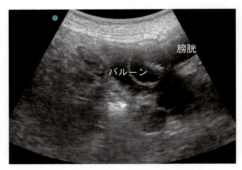

図3　再挿入後の尿道カテーテルの位置

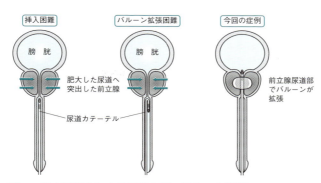

図4 前立腺肥大による尿道カテーテルへの影響

解説

　手術時に留置する尿道カテーテル，挿入時に抵抗がなくても，こんな合併症が起こるのか，簡単な手技ではないなと反省した．

　前立腺肥大による尿道カテーテル挿入または拡張時に抵抗がある場合および本症例の模式図を図4に示す．尿の流出がない場合は，膀胱エコーを用いて膀胱内に尿道カテーテルの先端があるか，尿道カテーテルから生理食塩液を注入し，膀胱が拡張するか確認することを習慣としたい．

（下出 典子）

● 文献
1. 西村泰司，本田 了．経尿道的カテーテル留置．In：村井 勝，塚本泰司，小川 修編．最新 泌尿器科診療指針．大阪：永井書店，2008；50-3．

症例 11

Outpatient Perioperative UltraSound (OPUS)

麻酔前診察の超音波検査で何がわかるのか？

テーマ　麻酔前診察，point-of-care ultrasound，全身超音波スクリーニング

　近年の超音波装置の飛躍的な描出性能や携帯性の向上により，特に超音波ガイド下末梢神経ブロック（USPNB）が，手術室麻酔の現場で急速に普及している。これまでは，麻酔科医＋エコー＝経食道心エコーであり，限られた分野で，病態の定量評価を求める方向に進み過ぎた感があったが，今，大きな転機を迎えていると言っても過言ではない。そもそも，救急領域や集中治療領域で診療を行う麻酔科医にとって超音波検査はルーチンであり，手術室で気管挿管，昇圧薬投与，大量輸血など，呼吸，血行動態の急激な変化を日常的に扱う麻酔科医が，この分野のスキルをもたないことは不自然であった。Anesthesiology 誌で『POCUS (point-of-care ultrasound) は，我々麻酔科医が "true perioperative physicians" として活躍するための tool となり得る』と謳われて約 2 年が経過した[1]。前述の神経ブロック普及に伴う超音波装置の整備はまさにチャンスであり，横浜市立大学医学部麻酔科医局（以下，当院）では，2016 年度から Outpatient Perioperative UltraSound (OPUS，オーパス) exam というプロトコルの導入に着手している。これは麻酔科術前診察時の，麻酔科医による，麻酔科医（患者）のための網羅的な評価であり，本書にも取り上げられている超音波検査の element から構成されている。各超音波検査についての解説は他章には譲り，本章では OPUS プロトコルの意義と可能性について，症例を提示して解説する。なお，当院手術室での実際の POCUS の結果を，OPUS に当てはめて提示している。現時点でのプロトコルの詳細と解説は，別途確認していただきたい（図 1）[2, 3]。

症例11　Outpatient Perioperative UltraSound（OPUS）

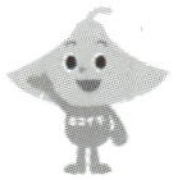

図1　OPUS プロトコルレポート

element は全部で 7 つ。基本的に ABCD sonography 主催の HOT セミナー（Basic FATE, Basic FLUS ＋α）にすべて含まれる。まずは頭側からリニア型プローブで検査を開始して，①頸静脈，②頸動脈，③気道，④肺のスクリーニングを行う。ここでセクター型プローブに交換し，⑤横隔膜，⑥心臓とスキャンする。心臓に関しては，通常 Basic FATE では大動脈弁流速は含まれないが，大動脈弁狭窄症は特に頻度も高く（詳細は症例で解説），麻酔管理上も重要であるため，測定項目に含めている。再び，リニア型プローブに変更して，⑦下肢静脈を評価し終了とする。想定所要時間は約 20 分間。短く感じるかもしれないが，FATE の full scan は 70 秒間が目標である[2] ことを考えると，手順良く検査していけば十分可能と考える（MEMO 1）。ちなみに，項目下の数字は診療報酬点数である[3]。

> **MEMO 1**
>
> 医局内で開催した OPUS のハンズオントレーニング（HOT）で，最も時間を要したのが心エコーのパートであった。健常者のモデル（普通の体格の成人男性）であっても，なかには描出が困難な view がある。あくまでも POCUS であり，限られた時間のなかで，見えないものは見えない，不良な view での計測値は意味をもたないという割り切りが必要となる。ただし，他の検者による描出性の検証は必要である。

症例1 80代の男性。原発性肝臓癌に対して，肝切除術を予定され，麻酔科術前外来を受診。糖尿病性腎症による慢性腎不全に対し，5年前に血液透析を導入。導入時に心不全の既往があり，緊急透析施行時に右内頸静脈に短期型バスキュラーカテーテルが留置されていた。両側の変形性膝関節症手術歴があり，室内では杖歩行は可能であるが，外出時は車椅子を使用。昨年，左手に一過性の痺れを認め，近医でバイアスピリンが処方されているが，詳細は不明。

【所見】頸部雑音なし。軽度の心雑音。左前腕に内シャント。左膝から下腿にかけての軽度腫脹あり。Homans 徴候，Lowenberg 徴候なし。D-ダイマー 1.5 ug/mL。

【主な OPUS 所見】

頸静脈：血栓，狭窄なし

右頸動脈：内頸動脈にモザイク信号あり（図2）

心臓：EF 60%，大動脈弁最大流速（AV Vmax）1.8 m/sec，右心負荷所見なし

下肢静脈：深部静脈血栓症（DVT）なし

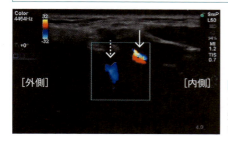

図2 右頸動脈のカラードプラ
カラー流速レンジは 32 cm/sec に設定。右実線矢印は内頸動脈を示す。血管内にモザイク信号を認める。左破線矢印は外頸静脈を示す。

解説

重度の糖尿病を合併した維持透析中で日常生活動作（ADL）制限のある高齢者であり，血管病変を中心とした合併症のリスクが高い．現病歴と身体所見からは，①頸動脈病変，②弁膜症の合併および心機能，③DVTを術前に確認したいところである．

■ 頸動脈と心機能の評価

OPUSでは，心雑音の原因は，軽度の大動脈弁狭窄症であり，安静時の心機能は保たれていることを確認した．身体所見上は頸動脈雑音を聴取していないが，有意頸動脈狭窄に対する頸部雑音は感度50％程度であり[4]，OPUSでも右頸動脈狭窄の所見であった．手術に際しては，定量的な評価を必要とすると判断したため，専門の超音波検査技師（sonographer）による詳細な検査を依頼．合わせてMRIによる評価も施行した．

■ 血栓の有無の評価

OPUSなどのPOCUSは，あくまでもその場で迅速に定性所見を求めるプロトコルであり，臨床上の重要性から判断し，必要に応じて詳細な超音波検査や他のモダリティによる評価を併用することが重要である．さらに本症例では，術中に中心静脈カテーテル挿入が予定されており，右内頸静脈内の陳旧性血栓の存在の有無の確認を行った．また膝関節手術の既往と，D-ダイマー値も軽度上昇していることから，DVTの合併が疑われた．Homans徴候，Lowenberg徴候などの身体所見は，頸部雑音同様に感度が低く[5]，D-ダイマー値は年齢とともに上昇するため[6]，超音波により直接静脈内を確認することが重要である．本症例では，中枢型のDVTを合併していた場合には，造影CTなどによる評価が必要となり，術前の抗凝固療法による介入や，術後の抗凝固療法を主科とともに検討する．当然，硬膜外麻酔を含めた麻酔計画の変更が必要となる．

臨床応用の方法 | Part 2

> **経過1** 右頸動脈狭窄疑いで，生理検査室で頸動脈エコー施行。右内頸動脈に 87% 狭窄（Area 法）を認め（図 3），頭部 MRI 施行。右内頸動脈狭窄，陳旧性脳梗塞を認めた（図 4）。まずは肝切除術を先行し，頸動脈狭窄に対しては，後日，血栓内膜剝離術を施行する方針となった。左膝から下腿の腫脹に関しては，整形外科を併診し，膝関節周囲炎の診断を受け，消炎鎮痛薬が処方された。肝切除術中は，血圧維持と近赤外線分光法（NIRS）を用いて rSO_2 をモニターし，術後も新たな神経症状は出現しなかった。

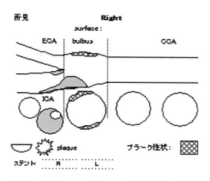

図 3　頸動脈エコーレポート
右内頸動脈の 87% 狭窄および 232 cm/sec と流速の上昇を認めている。

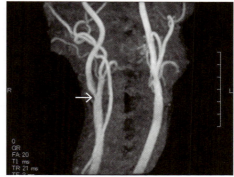

図 4　頭頸部 MRA 所見
右内頸動脈に狭窄を認める（矢印）。微細な陳旧性梗塞像を認めたが，脳血管の狭窄は認めなかった。

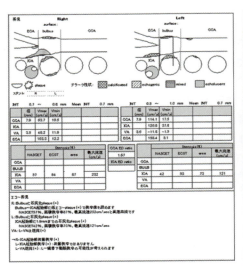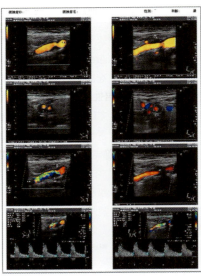

図 5　当院での頸動脈エコーレポート例
非常に多くの測定項目と index が記載されている。特に流速の測定は難しく，安定したドプラ波を描出し続けるには修練を要する。生理検査室ではレポート作成を含め，1 枠 30 分間の検査枠となっている。

■POCUS と生理検査室での検査の違い

　もちろん，本症例において，すべての超音波検査を生理検査室に依頼するという選択肢もあり得る。おそらく現状，多くの施設で実施されていると考えられる。しかしながら現在では，実にさまざまな超音波検査や測定項目が設けられている一方で，超音波検査に費やせる人員も費用にも限界がある。実際に，生理検査室からのレポートに記載されている画像や数値の多さには驚かされるが（図 5），当然すべて専任の sonographer が手作業で記載したものである。一方，我々麻酔科医が周術期に知りたい情報は，それが周術期管理において critical であるかどうかである。例えば，下腿末梢静脈の陳旧性の DVT の有無や，総頸動脈の内膜中膜複合体厚（IMT）値などは，本症例の麻酔管理上は重要な情報ではない（実際，目を通していなかったり，各種 index などの意味を理解していない可能性もある）。今後，sonographer のスキルと，麻酔科医の超音波検査に対する指向性が融和することは，医療経済上も非常にメリットが大きく，OPUS はその橋渡しになり得ると考えている。

また、今回は待機手術でのOPUSであるが、緊急手術や術後においても、まったく同様に（O）PUSは施行が可能であり、麻酔科医のdecision makingに寄与する重要なツールとなり得る。

> **症例2** 90歳の男性。施設入所中。ADLは室内伝い歩きは可能だが、ほぼ室内生活。金曜の夜、居室内で大きな音がしたため職員が確認したところ、転倒しているところを発見され、当院へ救急搬送。意識は清明であったが、右顔面、胸部、腹部、大腿部に打撲痕と疼痛の訴えあり。X線写真で右肋骨骨折、Ⅰ°気胸、右大腿骨頸部骨折を認めた。FAST[*1]はnegative。
> そのまま救急病棟に入院となり、週明けに整形外科医による診察が行われ、緊急で大腿骨の観血的整復固定術が予定された。ここ数年、誤嚥性肺炎で数回の入院歴があるが、特に異常を指摘されたことはなく、内服薬は降圧薬のみ。前立腺癌に対し、除睾術の既往がある。
> 【所見】意識清明だが、高度の聴力低下があり、コミュニケーション困難。右側胸部に圧痛あり。呼吸音左右差なし。収縮期心雑音あり。腹部に圧痛なし。SpO_2 90%（room air）、D-ダイマー 80 ug/mL。
> 【主なOPUS所見（往診）】
> 頸動脈：狭窄なし
> 肺：zone 1R で lung sliding、lung pulse 消失、lung point あり
> 　　zone 3R で lung sliding、lung pulse あり、supine sign なし
> 　　FAST negative
> 心臓：EF 60%、AV Vmax 4 m/sec 以上、右心負荷所見なし。
> 下肢静脈：DVT なし
> 　重度大動脈弁狭窄症（AS）疑いで、生理検査室へポータブル心エコーを依頼（測定項目は大動脈弁に関する項目のみ）。AV Vmax 5.22 m/sec、AV mean PG 64 mmHg、AVA 0.9 cm^2（ドプラ）と重度ASの所見を認めた（図6）。胸部X線を再度撮影したところ、気胸の悪化や、明らかな胸腔内液体貯留は認めず、OPUSの肺エコーの所見とも一致していたため、胸部CTは不要、胸腔ドレーンは留置しない方針とした。

[*1] FAST : focused assessment with sonography for trauma

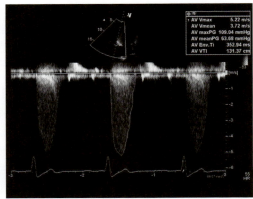

図6　sonographer による心エコー
AV Vmax 5.22 m/sec，AV mean PG 64 mmHg，と重度 AS の所見。

解説

市中病院ではよく経験する，超高齢者の大腿骨骨折症例である。ADL 制限やコミュニケーション障害があり，詳細な病歴の確認も困難である。入院から3日が経過しており，現病歴と身体所見からは，①心雑音の原因，②気胸の状態，③DVT（週末入院のためか予防策は未施行）を確認したいところである。

■ 心雑音の評価

OPUS では心雑音の原因は，中等度以上の AS であると判断し，sonographer による評価を依頼した。AS の重症度評価のみ依頼とし，ポータブル機により10分程度で終了した。大動脈弁流速は OPUS での測定値 4 m/sec 以上と実測値 5.22 m/sec と差があるが，重要な点は，有意な AS を指摘し得ることである。POCUS では，あくまでも迅速な定性評価に重点をおき，管理上 critical となる陽性所見については定量評価を依頼する。もちろん検者の技量に応じて，4 m/sec 以上であるので重度と診断しても構わないが，専門家の評価と比較して常に質の評価をすることは重要である。また，主科，患者本人，家族への説明や方針決定，その後のフォローにおいても，"正式な"レポートがあったほうがよいケースもある。

■ 気胸の評価

気胸は，OPUS の所見と胸部 X 線により再評価した。聴診上は左右差なし

だが，換気の評価については感度，特異度ともに超音波検査のほうが優れている[7]。何度も聴診して首をかしげるより，プローブを当てるほうがはるかに早く正確に判断でき，客観性がある。これが，ポータブル超音波装置が"将来の聴診器"と評される理由である。スキャン部位数と気胸陽性所見数の組み合わせにより，重症度を判定した[8, 9]という報告もある。

■ DVT の評価

DVT においては，D-ダイマー値が優れたスクリーニング法として普及しているが，本症例のような高齢者の骨折症例においては，高値を示すので有用性は低い。超音波による鼠径部 2 ポイント評価でも十分な診断力があり[10]，手術直前に評価することが重要となる。DVT は一晩の臥床でも発症するため，本症例のように，術前リスク分類[11]で高リスクと判断される高齢の担癌患者であれば，手術室入室時や手術終了後など複数のタイミングでスクリーニングできることが望ましい〔Part 1 6 章「DVT：下肢静脈エコー」も参照〕。

…

「まあ，90 歳だから」で総括されがちな症例であろう。このようなケースでは，周術期の評価は，外来（初療）での身体所見と検査所見勝負となる。しかし，バイタルサインが安定している多発外傷の 90 歳男性を，放射線科から生理検査室へ移動し，検査を繰り返すことは，患者の身体的な負担はもちろんのこと，時間的，経済的にもベストとは言い難い。一方，海外のデータによれば，75 歳以上では 13.3% が中等度以上の心臓弁膜症に罹患しており[12]，日本の人口に当てはめると約 200 万人，60 人に 1 人は中等度以上の弁膜症をもつという計算になる。しかも，弁膜症のなかで最も多いのは，麻酔管理上最も注意を要する AS とされる[13]。FATE*2 では弁評価は Basic レベルではなく Advanced レベルになるが，このような背景から OPUS プロトコルでは AS のスクリーニングも行っている。

---

*2 FATE：focus assessed transthoracic echo

> **経過2** 重度 AS および気胸の合併について，患者本人および家族と相談し，早期の除痛と離床目的で手術を希望された．超音波ガイド下腰神経叢ブロックおよび坐骨神経叢ブロックにて，安定した血行動態が得られ，手術は無事に終了した．AS に関しては，ADL が低く自覚症状もないため，外科的な治療は希望されず，循環器内科フォローとなった．

OPUS の課題

医局主導という形で，2016 年度から OPUS プロトコルの導入に着手した．すでに HOT 1 日コースも開催し（図 7），参加した医局員からも非常に高評価を得た．しかしながら，後日数名の参加者に聞いてみると「セミナー以降まったくエコーを当てていません」という答えが大半であった．OPUS は外来での検査を想定しているが，構成する element は手術室内でも施行可能であり，臨床上有用なはずである．施行していない理由は単純で，手術室に POCUS を行う超音波装置がないというものがほとんどであった．

■ OPUS で使用する機器

装置の性能向上に伴い，超音波ガイド下末梢神経ブロックが急速に普及しており，学会併設の HOT セミナーなどは大盛況である．神経ブロックに用いられる装置は，描出力が高く，限られたスペースで利用できるよう携帯性にも優れている．このような高性能機器を，リニア型プローブ 1 本だけの，"神経ブロック専用機" にしてはいないだろうか？

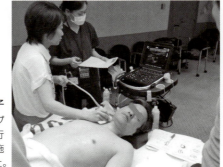

図 7 医局開催 OPUS HOT の様子
頸動脈エコー施行中．4 名 1 グループで各エコーについて講義と HOT を行った．非常に好評であったが，所属施設での継続性の問題が明らかになった．

当院では約2年前，超音波ガイド下末梢神経ブロックおよびPOCUS教育施設として，医局の意向を反映した新手術室が稼働した．麻酔科用超音波装置は，手術室内の移動が容易な携帯性の高い機種を選定した．起動の速さ，エクストラバッテリーによる稼働時間の長さからSonoSite Edge®（富士フイルムメディカル社，東京）を採用し，主に神経ブロックに使用するリニア型プローブに加えて，セクター型，コンベックス型プローブが切り替えられるよう装備されている（図8）．手術室内で神経ブロックに合わせて，OPUSのelementであるPOCUSを行っている．例えば，人工股関節置換術では，麻酔導入前に大腿神経ブロックを施行し，全身麻酔で管理しているが，ほぼ全例で導入後にDVTのスクリーニングを行っている（MEMO 2）．

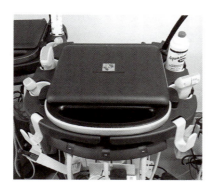

図8　OPUS用超音波装置
富士フイルムメディカル社 SonoSite Edge®．
リニア型，セクター型，コンベックス型プローブを切り替える仕様．

MEMO 2

術前外来で下肢静脈エコーを施行している症例もある．専門の検査技師によって指摘された所見（特に陽性）を確認することは非常に重要で，自らのスキルの確認にもなる．最近では商業ベースで検査技師向けのHOT講習会も開催されており，それらを受講して基本的な知識を確認してからpoint-of-careとしての超音波検査を行うようにするとよいだろう．
　しかしながら，最も重要な事は普段から"やり慣れておく"ことである．

■ 画像の保存

超音波検査である以上，静止画，動画の保存管理，レポート作成も重要な要素となる。当院では，超音波ガイド下末梢神経ブロック，POCUSの画像は，DVI接続によりすべて電子カルテの患者IDに紐づけられ手術映像と共に，専用のサーバーに保存されている（手術映像記録配信システム ADMENIC®, カリーナシステム社，兵庫）。手術室内のシーリングペンダント内の端子に接続する手間は増えるが，当初導入した無線送信方式（送受信の不安定性から断念）より，安定した高品質画像が記録可能である。

記録画像（動画）は，検査所見の記録としてだけではなく，手術中にも検者と画像の確認が可能となるため，教育効果を高めることにも非常に有用である（図9）。

施行後は麻酔記録への所見記載と，電子カルテへの超音波検査実施登録を行うことにより，正確な検査件数を把握することを可能としている。当院の診療科専用超音波装置のなかでも，麻酔科専用の3台は稼働率が非常に高いことが示されている。

…

OPUSでは，上記のハード面に加えて，ソフト面の環境整備も重要となる。多忙を極める麻酔科診療のなかで，OPUSのために常に2名（若手と指導者）を配置することは非現実的であろう。設定された20分間ですべてのスキャンを施行できるまでのlearning curveは今後検証する予定だが，実際には手術室内でのPOCUSや麻酔中の"self-scan"，週末のoff the job trainingの機会が，スキル向上には必須となるであろう。引き続き医局内でのHOT

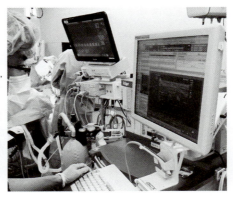

図9　映像記録システムで確認
手術中の映像は超音波装置ではなく，映像記録システムCarina®に電子カルテIDに関連して保存される。手術中であっても，麻酔部門システムのスクリーンで，直前に行ったPOCUS動画を再生し，指導者と知識の確認が可能。写真では麻酔導入後の頸動脈エコーの動画を確認している。

の開催を予定している。

まとめ

本プロトコルは，麻酔科術前診察で，麻酔リスクが高い症例において，麻酔科医が術前に自分自身で患者状態をおおまかに診断できること，麻酔時に行う侵襲的な手技の計画に反映する情報取得を目的としている。最大の目標は，患者予後の改善である。麻酔科医主導のPOCUSは，高い目標指向性をもち，現在行われている術前評価（一部は過剰，一部は過少）の質を向上させる可能性が非常に高い。正確な術前評価は，周術期死亡率を低下させ，入院期間を短縮させる。

OPUS導入における，ハード，ソフト両面の問題点を提示した。まずは麻酔科医がプローブを持ち（経食道心エコーや超音波ガイド下末梢神経ブロックはその一部），急性期診療医として全身を評価していくという意識が重要であろう。各施設の麻酔科責任者には，環境を整備する義務がある。

比較的新しいテクノロジーにより，診療の幅が広がることは，麻酔科医だけではなく，一臨床家にとっても成長感が得られるはずである。OPUSのようなPOCUSは，全身の身体診察の有効かつ強力なツールであり，麻酔診療の"インセンティブ"になり得ることを，当院での臨床で実感している。

〔渡邊　至〕

● 文献

1. Skubas NJ. Teaching whole body point-of-care ultrasound：advancing the skills of tomorrow's anesthesiologists. Anesthesiology. 2015；123：499-500.
2. Frederiksen CA, Juhl-Olsen P, Sloth E, et al. New pocket echocardiography device is interchangeable with high-end portable system when performed by experienced examiners. Acta Anaesthesiol Scand. 2010；54：1217-23.
3. 厚生労働省保険局ホームページ＜http://www.iryohoken.go.jp/shinryohoshu/kaitei/＞
4. McColgan P, Bentley P, McCarron M, et al. Evaluation of the clinical utility of a carotid bruit. QJM. 2012；105：1171-7.
5. McGee, Steven. Evidence-Based Physical Diagnosis. Philadelphia：Saunders, 2012：472-3.
6. Schouten HJ, Geersing GJ, Koek HL, et al. Diagnostic accuracy of conventional or age adjusted D-dimer cut-off values in older patients with suspected venous thromboembolism：systematic review and meta-analysis. BMJ. 2013；

346:f2492.
7. Ramsingh D, Frank E, Haughton R, et al. Auscultation versus point-of-care ultrasound to determine endotracheal versus bronchial intubation: a diagnostic accuracy study. Anesthesiology. 2016;124:1012-20.
8. 三澤賢治, 西 智史, 西田保則ほか. 超音波検査による自然気胸の重症度判定の試み. 日呼外会誌. 2010;24:8-11.
9. 高矢雅大, 渡邊 至. 外傷性気胸を合併した鎖骨骨折手術の全身麻酔管理に術中肺エコーが有用であった一症例. 日臨麻会誌. 2015;35:5302.
10. Crisp JG, Lovato LM, Jang TB. Compression ultrasonography of the lower extremity with portable vascular ultrasonography can accurately detect deep venous thrombosis in the emergency department. Ann Emerg Med. 2010;56:601-10.
11. Wells PS, Owen C, Doucette S, et al. Does this patient have deep vein thrombosis? JAMA. 2006;295:199-207.
12. Nkomo VT, Gardin JM, Skelton TN, et al. Burden of valvular heart diseases: a population-based study. Lancet. 2006;368:1005-11.
13. Iung B, Baron G, Butchart EG, et al. A prospective survey of patients with valvular heart disease in Europe: The Euro Heart Survey on Valvular Heart Disease. Eur Heart J. 2003;24:1231-43.

症例 **12**

J-FALCON screening
周術期管理のための，お手軽超音波スクリーニング手法

 麻酔科医が自ら行う周術期エコー，胃エコー，気道エコー，肺エコー，心エコー

術前・術中・術後まで，周術期を横断的に活躍できる麻酔科医にとって，超音波検査はなくてはならないツールと位置づけられるようになってきた。①超音波ガイド下の各種穿刺手技（CV・PICC・末梢動静脈などを含む），②循環評価のための周術期経食道心エコーにならび，新たに台頭してきた③ ABCD sonography は，気道（Airway），肺（Breathing），心臓（Circulation），中枢神経系障害（Dysfunction of CNS）などの生理学的情報を超音波で観察する手法で，今や麻酔科医が習得すべき超音波スキルの3本柱の1つと考えられている。

日本では，医療費の 60％ は 65 歳以上，4 割近くが 75 歳以上の患者で利用されており，手術を受ける患者の年齢層も高齢にシフトしている。高齢者は合併症を有する比率が高く，臨時や緊急手術における周術期のリスクが高まる。J-FALCON screening は，十分な術前情報が得られない緊急手術において，超音波で簡便に病態を把握し，周術期管理に特に役立てるツールである。

J-FALCON screening とは

J-FALCON screening とは，東京慈恵会医科大学で推奨する術前超音波スクリーニング手法で，Jikei-Full stomach, Airway, Lung, Circulation, Optic Nerve の頭文字から命名した。主に，術前評価が十分とはいえない緊急・臨時手術の際に，超音波で簡便かつ短時間に患者の気道，呼吸，循環，中枢神経系の生理学的状態を補足的に得るために用いられる。

症例12 J-FALCON screening

　J-FALCONの語呂合わせは，超音波で評価しておくべきポイントはないか？を考え，抜けのないように作成している．そのため必ずしもすべての項目を網羅的に行う必要はなく，手術を受ける疾患，および既往歴や日常生活動作のレベルに応じて，また時間的余裕がどの程度あるかなどを鑑みて，適宜必要な項目を行えばよい．例えば，生来健康な小児が上腕骨顆上骨折で緊急手術をするなどであれば，生理学的検索よりもフルストマックかどうかに注目するし，施設入所中の90歳の大腿骨頸部骨折であれば，呼吸・循環に注目してプローブを当てる，といった使い方である．

■必要な超音波装置の性能

装置の性能は高いに越したことはない．しかし手術室では，大型の据え置き型超音波装置を緊急手術患者のベッドサイドに持ち込むことは困難なこともある．スクリーニング目的の場合，込み入った計測なども行わないためBモードで十分であるが，Mモード，カラードプラが使えれば，より情報が集められる．

　使用プローブは，これまで他章で述べられたとおり，対象臓器に合わせて選べばよい．しかし，すべての項目をいつでも行えるようにするためには？という観点で考えると，最低限リニア型とセクター型，またはリニア型とコンベックス型の2種類は用意しておきたい．ただし，Part 1 5章「Dysfunction of CNS：視神経鞘エコー」（63ページ）で述べたとおり，眼球描出には超音波出力エネルギーの制約がある．

Full stomach

　緊急手術で，まず考えたいことの1つは，患者がフルストマックか否かである．これは気道管理を生業とする麻酔科医にとって，導入時の誤嚥トラブルを防ぐために重要な情報となるが，問診などで最終飲食時間と内容から曖昧な推測をしているにすぎない．かといって全例にCTを撮影するわけにもいかない．Part 1 9章「胃エコー」で述べられたとおり，現在，超音波で胃内容の残存は定性的，定量的な評価が可能になっている．コンベックス型またはセクター型を用いて，心窩部に矢状断でプローブを当てる．腹部大動脈，下大静脈（IVC），上腸間膜動脈や静脈を目印に，肝臓の尾側で蠕動する胃の断面が胃前庭部とされる．小児ではリニア型プローブでもよい．

　緊急手術で必須のツールであるだけではなく，定期手術で入室が早まった，

患者が指定時間以降に飲水した，肥厚性幽門狭窄の患児や通過障害が疑われる胃癌患者での導入前チェックなどでも有用である。

Airway

気道観察は，肥満患者や腫瘍などで気道に問題があり，万が一の場合の緊急気道アクセスの評価に用いることが，最も有用性が高い。気管挿管の確認は，カプノグラフィが常時使える手術室では，超音波検査の有用性を感じることは少ない。しかし，スタットコールなど，病棟に麻酔科医が赴く場面に備えて数多くの経験を積むという観点から，肺エコーと合わせて所見を見る目を養うために手術室での経験を積むことが重要である。また，抜管後の嗄声に対して声帯の動きをチェックすることは，診断を即時的に行える利点があり，積極的に使用したい場面である。高周波リニア型プローブを用いる。

例えば，以下のような症例で活用する。

症例1 甲状腺腫瘍のある48歳の女性。身長149 cm，体重68 kg，BMI 31。本症例は『日本麻酔科学会 気道管理ガイドライン2014（日本語訳）より安全な麻酔導入のために』内で挙げられているマスク換気困難因子のうち，Mallampati III度，頸部腫瘤，歯牙の存在，BMI≧30，46歳以上の5項目を満たし，マスク換気困難と直視型喉頭鏡の喉頭展開困難が同時に発生する可能性は，発生頻度0.77%，オッズ比4.18と見積もられる。そのため万が一の換気困難，挿管困難に備えて頸部をスキャンし，輪状甲状靱帯へのアクセスが可能かどうかを判断した（図1）。腫瘍は輪状甲状靱帯上に重なっているが，静脈留置針を穿刺するスペースはある。一方，気管切開に関しては経路に完全に腫瘍が重なっており，緊急対応は困難であると判断した。本症例では，口腔内を局所麻酔し，ビデオ喉頭鏡で喉頭展開したところ視野が良好に得られると判断し，通常の導入を行った。

Lung

患者に低酸素を認めれば，気胸，胸水，sonographic interstitial syndromeの有無を検索し，術前，術中，術後にかけて幅広くモニターできる。気道管理の延長で，片肺換気の判断，分離肺換気の成否判定，術中気胸のモニタリ

症例12 J-FALCON screening

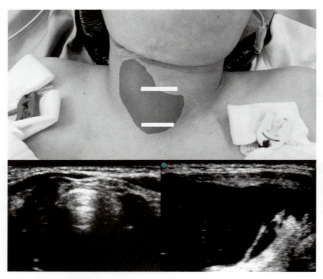

図1　甲状腺腫瘍の事例
上　：甲状腺腫瘍が気道上に存在し（黒アミ），マスク換気および喉頭展開困難が予想されたため，気道エコーでのスクリーニングを行った。上の白線は輪状甲状靱帯部，下の白線は第2，第3気管輪間。
左下：輪状甲状靱帯部では，腫瘍が一部重なっているが，穿刺は不可能ではないと判断。
右下：気管切開を行いたい部分には液体成分を伴う腫瘍があり，手術による摘出以外の緊急対応は困難であると判断した。

ングやドレーン留置位置の判断，輸血後低酸素時，抜管後の上気道閉塞後の陰圧性肺水腫の検索などにも用いるべきである。リニア型，コンベックス型，セクター型いずれも目的に応じて使える。

1例を紹介する。

> **症例2**　49歳の女性。148 cm，59 kg。腹腔鏡下胆嚢摘出術後に胸部のX線を撮影したところ，左側に気胸の像が得られた（図2）。原因に術者には思い当たる節はなく，酸素化にも問題がなかった。聴診でも，左右差ははっきりしない。帰室に付き添う外科後期研修医が頭を悩ませ，ドレーンの留置をすべきか，電話で先輩医師に相談している。

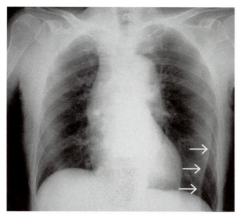

図2 気胸疑いの症例
術後胸部X線で左胸腔に気胸様の陰影を認める。声門上器具で気道確保しており，チューブは写っていない。バイタルサインに著変なく，呼吸音の左右差ははっきりしない。

このようなときは，気軽に肺エコーを施行しよう。この症例では，左肺のどこに超音波を当てても lung sliding を認め，気胸ではなく背部の脂肪巻き込みに伴う皮膚のしわが気胸様の陰影を呈したことが原因である。実際に，救急外来などでフィルムの板を入れる際に，ふくよかな患者ではありがちなピットホールで，画像を拡大して肺紋理をよくみても，わかりにくいことがある。

すでに本書では各種超音波検査の利用方法が紹介されているが，この症例のように肺エコー使用の敷居は低く設定し，聴診気分で気軽に施行していただきたい。

Circulation

周術期における循環評価の一環として，心エコー + α を行う。ただし，内科で行うような full study ではなく，あくまで形，大きさ，動きなどのおおまかな評価である。セクター型プローブ（なければコンベックス型で代用）を用いる。J-FALCON では見落としを防ぐため，以下の順序で行うことを推奨している。

①心窩部四腔像で心嚢液の有無，心臓の大きさと左右のバランス，動きを評価する。IVC も観察する

②傍胸骨左室長軸像で心嚢液，左右心室のバランスと左房の大きさ，大動脈弁の開閉と輝度，僧帽弁の動きと MSS（mitral septal separation）で心機能を見て，カラードプラで僧帽弁逆流や大動脈弁逆流，ジェットの有無を

判断
③プローブを 90°時計回りに回転させて，傍胸骨左室短軸像で心嚢液，壁運動と収縮能を「見た目」で評価
④そのまま心尖部にプローブを移動させて傾け，心尖部四腔像で左右の大きさのバランスをみて，必要なら MAPSE（僧帽弁輪収縮期移動距離 mitral annular plane systolic excursion）と TAPSE（三尖弁輪収縮期移動距離 tricuspid annular plane excursion）を併用，また大動脈弁流出路が描出するように五腔像も適宜併用
⑤最後に胸膜 view を観察

> **症例3** 既往症は高血圧症のみという施設入所中の 95 歳の女性。転倒して大腿骨転子部を骨折。週明けまで臥床のまま過ごすより金曜日のうちに手術できれば，と臨時手術が申し込まれた。施設ではウォーカー歩行器での移動のみで階段昇降などもせず，4 METs の運動耐容能は評価できない。手術室内にセクター型がないのでコンベックス型で心臓を観察したところ，以下のように大動脈弁の硬化像があり，大動脈弁狭窄が疑われた（図 3）。
>
> プラニメトリ法で弁口面積を測定し中等度と判断し，脊髄くも膜下麻酔で手術を行い，術中は血管収縮薬を持続投与した。肺エコー所見は A-line のみを認め，含気良好であった。術中，血圧の低下を認め，心腔が小さくなってきた所見があり，輸液負荷で対応，併せて経時的に肺も評価したが B-line の出現などなく，適正なボリューム管理を行う助けとなった。

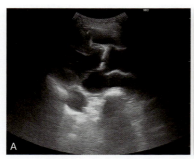 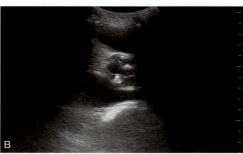

図 3　大動脈弁狭窄症を有する大腿骨頸部骨折患者
A：傍胸骨左室長軸像，B：大動脈弁短軸像：弁の石灰化が著明である。

この症例はバイタルサインが比較的落ち着いており，胸壁からのアクセスで定期的にモニタリングが行うことができた。近年は，手術室に神経ブロック用の超音波装置が置いてある施設も多く，必要時は経食道心エコーに代わるモニタリング装置として，ベッドサイドでこのように利用できる。しかも，観察臓器は心臓だけではなく，プローブを当てられる場所ならどこでも観察できるのが point-of-care ultrasound の強みである。将来的には，胸にプローブをシールのように貼りつけて，心臓が観察できるようになることに期待したい。

Optic Nerve

中枢神経に関しては，視神経鞘径（ONSD）を介した頭蓋内圧（ICP）の評価が行える。脳卒中症例などで意識障害がある場合には，観察してコントロール値を見ておくことができる。また，近年よく行われる骨盤底領域の腹腔鏡下手術では極端な頭低位を取るが，その場合の眼圧の評価にも利用されるなど，今後プローブの普及に伴い発展が期待される分野である。

以上，術前，術中，術後とシームレスに用いる超音波評価法としての J-FALCON screening について概説した。

〈鈴木　昭広〉

ABCD sonography
ワークショップ

序章

ABCD sonography ワークショップ概論

はじめに

本章では，ABCD sonography（以下，本会）のワークショップ（WS）について解説する。WSが本会の主な教育の場であり，新しく効率的な教育の工夫がなされている。具体的な概要と教育手法，そしてWS外におけるABCD sonographyの輪について概説する。

ワークショップのコンセプトと由来

本会は麻酔科医が得意とする気道，呼吸，循環の管理を行う際に手軽に超音波検査を活用しようというコンセプトを普及するため，麻酔科医，救急科医，集中治療医により発足した。

周術期，および患者の急変が日常的に起こり得る救急外来やICUにおいて，重症患者は必ずしもCT，MRIが撮影できるとは限らない。また，咄嗟の判断が要求される場面があり，特定臓器の詳細な描出よりもパッと見て重症度を判断し，治療につなげる超音波検査の有用性は高い。本会は急性期医療における超音波検査がますます重要度を増してくると考え，その普及のためにWSを展開する方針とした。WSの到達目標は，初心者でも患者急変時における呼吸，血行動態を中心に迅速かつ包括的に全身病態を超音波検査で把握できるようにすることとした。そこで，WSのプログラムを作成するにあたり，本会のコンセプトを伝えつつ，受講者が満足する教育方法の工夫が必要であった。

我々は，日本よりも早くからベッドサイドの超音波検査が普及している海外にモデルを求め，超音波検査の教育団体USabcdと出会った[1]。USabcdはデンマークにおいて本会と同様のコンセプトでDr. Slothらにより2010年に設立された。同団体はベッドサイドにおける超音波検査と教育の充実を

目的として，自己学習ツールとWSの提供を行っている．それは本会の求める教育と一致し，本会のWSのプログラムや教材としてUSabcdのものを多くを採用するに至った．当初はUSabcdのプログラムや教材を翻訳し，そのまま使用していたため日本版USabcdという側面が強かったが，現在は日本の医師のニーズに合わせて修正，変更し，新しく気道，眼球，深部静脈血栓 deep vein thrombosis（DVT），頸動脈などの項目を追加して独自の進化を遂げている．

2つの主軸ワークショップ ～ FLUS & FATE ～

現在，行われている本会のWSの双璧はBasic FLUS（focused lung ultrasound）とBasic FATE（focus assessed transthoracic echo）である．各施設や学会・研究会などから依頼を受け，全国各地で開催している．

　FLUSは肺と気道，FATEは心臓の超音波検査のWSである．胃，眼球，DVTのプログラムは各施設の主催者側と相談し，2つのWS内に組み込む場合がある．

　2つのWSを受講することで，Airway, Breathing, Circulation, Dysfunction of CNS, DVTと全身の超音波検査をすべて学ぶことができる（**MEMO 1**）．

プログラムと受講前後の学習

　WSプログラムについて，参考にFLUSのものを示す．
　FATEとFLUSで細かな違いはあるが，講義→ハンズオントレーニング

MEMO 1　Advanced FATE

FATEには，Advanced FATEとして心機能などの詳細な計測も取り入れたWSもある．これまで，年1回ずつ実施していたが，現在は裾野の拡大のためBasic FATEの普及を優先している．また計測手法に重きをおくとpoint-of-care ultrasoundの概念から離れてしまうし，そもそも，正しい描出ができていなければ，計測値はなんら意味をもたない．心エコーの講習会は古くから医師向け，技師向け含めて多数存在しており，日本におけるニーズに対してどのように内容を充実させていくか，検討中である．

(HOT) の流れは同じである。

受講は E-learning とプレテストによる事前学習を前提としており，当日の講義は最低限の内容としている。

各講義後は，HOT が行われる。モデルを用いた正常画像の描出，PC やタブレット端末による異常画像の学習，臨床シミュレーション実習の順に行うが，特に正常画像の描出は，受講者が実際にプローブを持ち，身体で覚えることに重点をおいている。HOT は，1 グループ 4 名，通常，4 ワークステーション 16 名，または 6 ワークステーション 24 名で行われる。1 つのワークステーションにはインストラクター，アシスタントとモデルが各 1 名ずつ配置される。受講者は HOT ごと，あるいはシナリオごとにワークステーションをローテーションし，それによりインストラクターと受講生の相性が平均化され，モデルの体格の違いを体験できる。また，グループ間での活発な討論，相互フィードバックが行われる。

急性期医療の現場で，迅速な全身状態の把握につながる超音波検査を学ぶには講義主体より，このような HOT 主体の WS が効率的で受講者の満足度が高いと考えている。また，本会 WS は受講 1 回きりの学習にならないように前後の学習を重要視している。

● FLUS スケジュールの一例

08：30〜08：40	10 分	イントロダクション
08：40〜09：00	20 分	HOT1 の概説（ノボロジーと肺の基本描出）
09：00〜09：30	30 分	HOT1　基本描出と正常所見　6 分×4 名
09：30〜09：40	10 分	休憩
09：40〜10：00	20 分	HOT2 の概説（肺の異常所見）
10：00〜10：30	30 分	HOT2　異常所見の取りかた　6 分×4 名
10：30〜10：40	10 分	休憩
10：40〜11：20	40 分	HOT3　シナリオトレーニング　症例提示（2 分），スキャン（5 分）×4 名，解説（3 分）
11：20〜11：30	10 分	まとめと質疑応答
11：30〜12：30	60 分	休憩
12：30〜12：45	15 分	PEAS (perioperative evaluation of the airway via sonography) 講義
12：45〜13：25	40 分	HOT4　気道の描出
13：25〜13：35	10 分	タイムアタック
13：35〜13：45	10 分	まとめと質疑応答

■ E-learning

WS時に受講生の知識の格差をなくし,受講後にも自己学習できるように,受講前後にE-learning&テストを行うこととしている。これは前述のUSabcdに倣った方法である。

E-learning（図1）は,WSを効果的に受講するためのインターネットを用いた自己学習ツールである。受講者は申し込み後にUSabcdの公式サイトからログインし,E-learningでの事前学習が可能となる。

各WSの目的,超音波装置の使用方法,描出すべき正常画像,異常像（動画あり）などについて,初学者にもわかりやすく解説されている。また,解説だけでなく,受講前後の小テスト（プレテスト,ポストテスト）を用意している。具体的な点数が出ることで自身の理解度の把握,フィードバックに役立ち,WS当日の理解度が深まる。プレテストの結果をインストラクターは把握しており,WSでは間違いやすくわかりにくい知識に重点をおいた教育がなされる。

E-learningは受講者のフィードバックを受けて定期的に改良されるため,WSごとに新たな知見が受講者に提供される。さらに,E-learningと小テストは最初のログイン後から半年間まで使用可能のため,WS後の復習に役立つ。

実際のE-learningの教育効果について,小テスト結果を示す（図2）。受

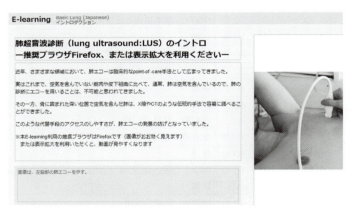

図1　E-learningの画面
テキストと動画や静止画が表示され,自分のペースで進められる。チャプターごとにまとめのテストや総合テストがあり,知識の確認ができる。

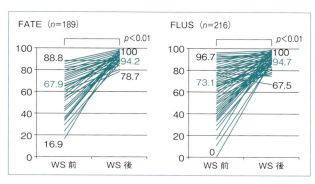

図2 小テスト結果
中央値，最大値，最小値を示した。対応のあるt検定，$p<0.05$を有意とした。

　講前のプレテストに比べ，受講後のポストテストにおいて，受講者間の点数差が小さく，点数が有意に上がっている。
　このように，本会WSでは教育効果を上げつつ，受講後に得た知識を忘れさせない工夫がなされている。

■臨床シミュレーション実習

　WSではHOTの最後に，臨床シナリオをベースとしたシミュレーションによる課題解決型学習もプログラムに含まれており，習得技術を臨床現場でどう使うか学ぶことができる。シミュレーション実習は，習得技術を具体的に経験し，受講者の反省的観察とインストラクターを含めたグループ内のフィードバックによる学習内容の概念化がなされるため，教育効果が高い。
　本会WSのシナリオは，救急外来，病棟，手術部などの臨床現場における患者急変を想定しており，各WSで5~6種用意されている。モデル，またはシミュレータを使用し，臨場感はなかなかのものである（図3）。実際

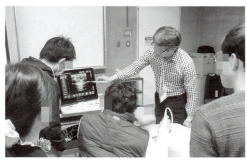

図3 ワークショップの様子

> **MEMO 2**
>
> 超音波教育における E-learning とシミュレーション実習の有用性が海外の諸家より報告されている[2~4]。

には，麻酔科医，救急科医，集中治療医以外にも幅広い科の受講者が集まるため，それぞれの視点から，活発に意見を出し合い，臨床現場における超音波検査と，それ以上の勉強になる（MEMO 2）。

インストラクター制度

受講を終えた者は，半年間の E-learning の復習ができるが，さらに経験を積むことでアシスタント，インストラクターとして自らの知識，技術の拡充をはかることができる。

　本会ではインストラクター，アシスタントの募集を随時行っている。学んだ知識を他者へ教えることは自分自身の知識や理解を深めることにつながり，受講以上の学習効果がある。現在，WS を 1 回受講するとアシスタントとしての参加が可能である。アシスタントとして 2 回参加するとインストラクター登録ができ，インストラクターを 2 回以上経験することでチーフインストラクターとしての役割も担うことができる。

　アシスタント，インストラクターはコース内で使用されたスライド資料にアクセスできるほか，E-learning の内容や改定に際しても最新情報をより早く得ることができる。また，希望者は E-leaning の翻訳作業に携わり，翻訳者として E-learning 内に名前が明示される。書籍の企画などの際には執筆協力に加わることも可能である。

ワークショップ外での ABCD sonography の輪

WS 外の活動として SNS，メーリングリストによるインストラクター陣と受講者による交流を行っている。そこでは WS で解消できなかった疑問の解決，臨床での活用法などについて議論が可能であり，WS では触れてない新たな知見が生まれてくる可能性もある（MEMO 3）。

　ABCD sonography のウェブサイト，メーリングリスト，Facebook などにコースの予定がリストされている。

> **MEMO 3**
>
> Facebookのページも用意されているが非公開のため，参加の際には申請をお願いしている．その際，スパム混入防止のため，プロフィール情報がほとんどない方は身元不明と判断して登録されない場合があり，注意されたい．

最後に

本章の読者は本会WSにきっと興味をもっていることだろう．是非，受講して新しい超音波診断技術を獲得してほしい．

そして，本会WSは従来型と異なるユニークで実践的な教育システムを盛り込んだ構成であるが，まだまだ改良の余地が残る．よりよい超音波検査WSを作るためにどうするか日々模索中であり，一緒に盛り上げてくれる仲間を待ち望んでいる．願わくば，我々とWSを盛り上げつつ，新しい超音波検査の未来を築いてもらいたい！

（山田 直人）

● 文献

1. 宮崎裕也，野村岳志，尾崎 眞．USabcdワークショップ参加体験記—新しい超音波ベッドサイド診断のワークショップABCD-sonography開催へ向けて—．日臨麻会誌．2015；5：187-91．
2. Beaulieu Y, Laprise R, Drolet P, et al. Bedside ultrasound training using web-based e-learning and simulation early in the curriculum of residents. Crit Ultrasound J. 2015；7：1.
3. Cuca C, Scheiermann P, Hempel D, et al. Assessment of a new e-learning system on thorax, trachea, and lung ultrasound. Emerg Med Int. 2013；2013：145361.
4. Lewiss RE, Hoffmann B, Beaulieu Y, et al. Point-of-care ultrasound education the increasing role of simulation and multimedia resources. J Ultrasound Med. 2014；33：27-32.

A 気道コース

気道コースの目的

麻酔施行時や蘇生時に必須の手技の1つである気道確保は，麻酔科医のみならず，集中治療や救急医療など，急性期医療に携わるすべての医療者にとって必須の技術である。気道を通じた酸素の吸入と二酸化炭素の排泄は生命維持に直結しており，気道管理の成否が患者の生命の危機に直結していることは言うまでもない。気道管理への超音波応用の歴史はまだ浅いが，超音波を用いることによって気道管理の安全性は飛躍的に高まる。本コースは，ABCD sonography が主催するワークショップ（WS）のなかでも比較的新しいが，急性期医療にかかわる医療者にとって必修すべきコースである。

気道管理には，①マスクなど用手的な気道確保，②気管挿管，③喉頭デバイス，④緊急・侵襲的気道確保，という4つの大きな柱がある[1]。緊急・侵襲的気道確保は主に挿管困難・換気困難という，最悪の状況で用いられる最終手段である。気道確保困難の頻度から考えれば，医師が輪状甲状靱帯の穿刺または切開を実施する機会は非常にまれである。真の緊急事態において，不慣れな手技を正確に実施できる医師が果たしてどの程度いるだろうか。体表解剖を参考に輪状甲状靱帯を触知して部位を同定することは非緊急時でさえ困難とされており，ある報告では正確に靱帯中央部を同定できるのは全体の60%にすぎないとされる[2]。甲状軟骨が男性ほど顕著でない女性患者や肥満患者ではさらに同定が困難である[3]。幸い，輪状甲状間膜穿刺，ガイドワイヤー挿入，ダイレーターによる拡張といった一連の手技は，中心静脈穿刺などで慣れ親しんだ手技である。つまり，輪状甲状靱帯を正確に同定できるかが，緊急時の対応の成否を決める最も重要な因子だと考えられる。

そこで，本WSの目的は，気道確保困難の状況で緊急気道確保を要する際，超音波を用いて最短時間で輪状甲状靱帯を同定できること，正確に手技を実

施し食道挿管による不幸な事故を防止することにある（**MEMO**）。

標準プログラム

本WSの標準的なプログラムは，講義15分，ハンズオントレーニング（HOT）30分，合わせて1時間足らずと，短時間で構成される。コンパクトなWSであるため，単一のプログラムとしてではなく，肺エコーのWSと組み合わせて開催するケースが多い。肺エコーと組み合わせることで，ABCDの"A"（Airway）"B"（Breathing）を網羅することが可能となり，受講者にとってより教育効果が高いと考える。

通常4つのワークステーションを設定し，各ワークステーションにモデル1名を配置する。受講者はステーション当たり4名程度が適切である。

● スケジュール【気道のみ】の例

		ステーションA	B	C	D
9：00〜9：15	15分	気道講義（全体）			
9：15〜9：20	5分	触診による輪状甲状間膜の同定			
9：20〜9：40	20分	描出の実際			
9：40〜9：45	5分	描出タイムアタック			

● スケジュール【胃内含量評価をあわせて行う場合：1時間】

		ステーションA	B	C	D
9：00〜9：15	15分	気道・胃の講義（全体）			
9：15〜9：35	20分	気道HOT			
9：35〜9：55	20分	胃HOT			

> **MEMO　気道確保困難**
>
> 一般的に，気道確保困難の発生率はおよそ麻酔5万件に1件とされている。困難気道管理ガイドラインの整備や，困難気道に対する種々のデバイスが入手可能となり，気道管理困難の発生率の低下が期待される。しかし，日本麻酔科学会による麻酔関連偶発症報告によれば，麻酔管理が原因の偶発症の約1/4を導入時や維持期の気道管理不適切・換気不適切が占めており（664例中189例），いまだ麻酔管理が原因の偶発症のなかでは，最も頻度が高い[4]。こうした偶発症を未然に防ぐために，是非，本WSを役立ててほしい。

講義のポイント

本WSには，現時点ではE-learningが準備されていないため，受講者はほぼ何の知識ももたない状態で受講する。したがって，講義では気道の超音波解剖から始め，観察時のポイント，描出のコツ，使用プローブについて簡単に概説する。また，超音波の原理も振り返り，気道スキャンで描出される構造物，描出されない構造物，アーチファクトなどを確認しておく。輪状甲状間膜穿刺の適応，禁忌，合併症に関しても概説する。肥満や女性では触知困難になることも示し，気道エコーの有効性も理解してもらう。

気管切開の手法として，外科的気管切開と経皮拡張気管切開の2種類について概説し，それぞれの利点・欠点を概説する。一般的に経皮拡張気管切開の合併症は少ないが，注意すべき合併症として血管誤穿刺と部位の誤りがあり，その防止に気道エコーが有効であることを理解してもらう。気管後壁の穿刺に関しては，気管内に存在する空気により超音波による後壁の描出は妨げられるため，残念ながら，気道エコーでは防止することにも限界があることを理解してもらう。

■確認する超音波画像

図1に気道の正中矢状断を示す。画面左から，甲状軟骨と輪状軟骨，数個の気管軟骨が観察できる。甲状軟骨と輪状軟骨の間の高輝度の膜様物が輪状甲状間膜である。図2〜5に，気道の横断面を示す。最も頭側の甲状軟骨（図

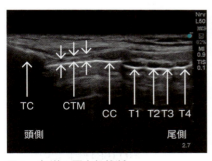

図1　気道の正中矢状断
TC：甲状軟骨，CTM：輪状甲状間膜，CC：輪状軟骨，T1〜T4：気管軟骨
第2，第3気管軟骨の癒合が認められる。

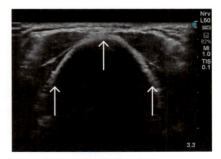

図2　甲状軟骨軸横断
高輝度な三角形の形状が特徴的であり，その他の構造物を同定するメルクマールとなる。

A | 気道コース

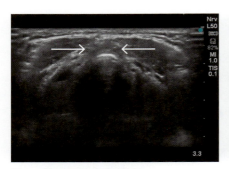

図3　輪状甲状間膜軸横断
高輝度な白線の直上が輪状甲状間膜。甲状軟骨（図2）と輪状軟骨（図4）の間に位置する。

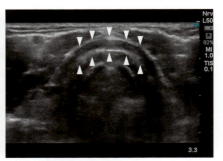

図4　輪状軟骨軸横断
輪状軟骨は低輝度な実像を示し，分厚い（5～8 mm）。気管軟骨（図5）と比較すると鑑別は容易。さらに深部に同様の構造物が見えるが，これは虚像である。

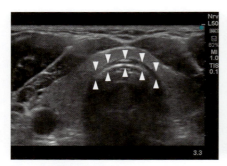

図5　気管軟骨軸横断
気管軟骨は輪状軟骨と同様，低輝度な実像を示す。輪状軟骨（図4）の厚みと比較してほしい。深部に見える同様の構造物はやはり虚像。

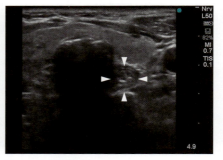

図6　食道軸横断
胸骨切痕直上で，気管の左側に描出される。筋層（低輝度）→内膜（高輝度）→内腔（低輝度）の三層構造が特徴的。

2）から順に，輪状甲状間膜（図3），輪状軟骨（図4），気管軟骨（図5）が描出される。さらに食道の横断面も示す（図6）。講義では，各構造物の特徴と描出のポイントについて概説する。

HOTのポイント

講義では，触知による輪状甲状間膜の確認は容易でないことを示した。そこで，HOTの冒頭では，まず受講者にモデルの輪状甲状間膜を触知法で確認

してもらう。この際，特殊なライト（ブラックライト）で照らすと光るマーカーペンを用い，各受講者の触知した位置がお互いにわからないようにしている。すべての受講者が位置を確認したあと，ライトでマーキングした位置を確認する。受講者により，確認した位置にばらつきがあるのが一目瞭然である（図7）。その後，受講者がプローブを持ち，気道の矢状断，横断面の描出を行う。先ほど触知法で確認した輪状甲状間膜の位置が正確であったかどうかも確認する。長軸像での同定は容易であるが，頸部後屈困難などの場合には長軸像が描出できないこともあるため，短軸での同定方法であるTACA techniqueも実践してもらう（210ページAQ1参照）。1時間枠で時

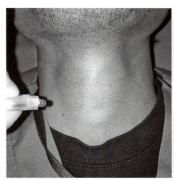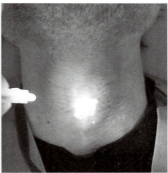

図7　受講者による輪状甲状間膜の触診位置の確認
特殊なライト（ブラックライト）を照らすと受講者が確認した位置がわかる。
このときの受講者の触診は正確であった。

インストラクターの皆さんへ

受講者に輪状甲状間膜を触知してマークをつけてもらう前に，（講義中の15分などを利用して）インストラクターはあらかじめ超音波で正確な輪状甲状間膜を確認しておく。ただし，枕の高さなど頸部の伸展の度合いにより容易に位置が変わるので，モデルの頭部の位置が変わらないよう注意しておく必要がある。

間的余裕があるようであれば，胃幽門部の描出を行い，胃内の液体貯留の有無の判断も行ってもらっている〔perioperative evaluation of the airway via sonography（PEAS）プロトコルの一部〕。

初学者が困るポイント FAQ

AQ1 輪状甲状靱帯の同定には長軸・短軸どちらがよいでしょうか？

A どちらでも可能ですが，慣れないうちは長軸（矢状断）のほうが簡単です。
輪状甲状靱帯を同定するためには，その頭側にある甲状軟骨，尾側にある輪状軟骨を同定する必要があります。各軟骨の形状を判別できるようになったら横断面で確認してください。横断面での確認方法にはTACA technique〔頭側から順にスキャンして，T（Thyroid cartilage）→A（Airline at the cricothyroid membrane）→C（Cricoid cartilage）→A（Airline at the cricothyroid membrane）に戻って確認する〕が提唱されています。ただし，長軸・短軸どちらかの方法でしか描出できない例もあるため，両方に習熟しておくべきです[5]。

AQ2 輪状甲状靱帯同定の容易さを評価する方法はありますか？

A 触診法による輪状甲状靱帯の同定は，男性＞女性，やせ＞肥満，身長の高さや首周囲径の細さ，甲状切痕の触れやすさに関連して容易になる[6]と報告されています。
しかし，輪状甲状靱帯の位置を誤認すると重篤な合併症につながり得るため，触診法だけでなく，超音波検査など代替手段の併用がすすめられます。

AQ3 輪状甲状靱帯の触知同定法を教えてください

A 英国麻酔学会のDifficult Airway Societyガイドラインでは，"Laryngeal handshake"法を推奨しています[7]。
Laryngeal handshake法とは，舌骨・甲状軟骨を握手するように触れ，輪状軟骨までずらして輪状甲状靱帯を示指で触れる方法です。日本の外傷初期診療ガイドライン（JATEC）では，患者の左側に立ち，左手の母指と中指で甲状軟骨，示指で輪状甲状靱帯を同定する，または，喉頭隆起の1横指尾側の陥凹部分が輪状甲状靱帯であるとしています。尾側に硬い輪状軟骨が触知

できることを確認しておくことも有用です。ただし，肥満患者や女性では，触知困難であることも珍しくありません[6]。万が一の事態に備え，全身麻酔導入前に触知して確認しておく癖をつけておきたいものです。

AQ4 やせている人で描出するコツを教えてください

A やせている人で描出が難しいのは，矢状断では軟骨構造の凸凹のためプローブの接地面が体表から浮きやすいからと考えられます。
描出の際にはゼリーを十分に用いるように心掛けてください。

AQ5 輪状甲状靱帯穿刺時のリスク評価で気をつけることは？

A 輪状甲状靱帯穿刺時の合併症の原因として，気管周囲の軟部組織の損傷と気管以外へのカニューレの迷入が問題となります。
食道損傷，穿刺部の出血・血腫，気管後壁の損傷，皮下気腫，縦隔気腫，心囊気腫，気胸（緊張性気胸），甲状腺穿刺などの合併症が報告されています[8]。こうした合併症を防ぐためには，穿刺前の穿刺部位の確認，穿刺後のガイドワイヤーやカニューレの位置確認が重要です。気道エコーを利用し，Bモードだけではなくカラードプラも活用することで，こうした合併症を減らすことが可能と報告されています。

AQ6 軟骨などがうまく描出できないのですが？

A 超音波ビームが気管壁に垂直に当たるよう，プローブの位置を調整してください。
超音波ビームを気管壁に垂直に当てると，気管内の空気表面が明るく太い高輝度な線として描出されます（air-mucosa interface）。空気表面が明瞭に描出されると，その近位に黒く均一な軟骨が描出されます。

AQ7 各軟骨の超音波での特徴を教えてください

A 横断像での甲状軟骨は，高輝度な三角形が特徴的です。
甲状軟骨は骨化していることもあり，高齢者などでは超音波が透過せず深部の観察ができないことも特徴です（図2）。若年者や女性では低輝度の三角形の構造物として確認できます。輪状軟骨はアーチ状の低輝度の半円形をしており，低輝度の実像として描出され，その形状から甲状軟骨との判別は容易です。気管軟骨は輪状軟骨と同様に低輝度の半円として描出されますが，

その厚みが薄い（輪状軟骨の半分以下）ことで，やはり判別は容易です（図4）。
　一方，矢状断では，頭側で傾斜をもった大きい構造物が甲状軟骨であり，その尾側に分厚い楕円形の輪状軟骨，尾側に数珠繋ぎのようにつながった気管軟骨が描出されます。気管軟骨は場合によっては癒合しているケースもあります（図5）。

AQ8　cricoid pressure の代わりに使われる paralaryngeal pressure とは何ですか？

A　全身麻酔導入時の誤嚥防止策として，cricoid pressure の適用が推奨されてきましたが，実際に cricoid pressure が食道入口を閉鎖するかどうか疑問がもたれています。
　Andruszkiewicz ら[9]は，超音波を用い cricoid pressure 適用時の食道入口直径を測定したところ食道入口直径に変化はなかったが，プローブを患者左斜め上方45°から30 Nの力で押し当てると（paralaryngeal pressure），食道入口直径が有意に縮小し，cricoid pressure よりも有効であったと報告しています。本 WS で学ぶとおり，頸部に超音波を用いれば気管挿管の確認も同時にできることから，今後標準的な手技になる可能性があります。

AQ9　食道が見つからないのですが？

A　食道は頸部レベルでは，多くの例で気管の左側に位置します。胸骨切痕直上で気管横断面を描出すると，気管左側に押し潰された楕円形で食道が描出されます（図6）。
　通常，食道の中には空気がないので，食道の後面の組織も描出されます。胃管が挿入されていれば，それを目安に同定することも可能です。HOT で食道を描出する際には，モデルに唾液を飲み込んでもらうと，気泡を含んだ液体が移動していく様子が描出され，食道の同定が容易となります。また，頸部を観察側と反対側に回旋させると確認できることがあります。

AQ10　声門がよくみえませんが？

A　声門の観察には，甲状軟骨上でプローブを当てて，ゲインを高めに設定します（図8）。
　声門は非常に薄い組織であることから，描出のためには非常に繊細なプローブ操作が必要です。きれいに描出する方法として，①正中ではなく側方からアプローチする，②表層軟部組織の描出に一般的に用いる高周波数ではなく，

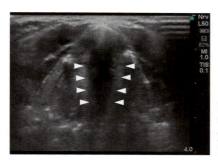

図8 声帯の描出
甲状軟骨下から見上げるように描出する。声帯は非常に薄い組織であり、繊細なプローブ操作が必要。矢頭は仮声帯部。

低周波数（3〜9 MHz）のリニア型プローブを用いることで描出率が上昇する[10]，との報告があります。

AQ11 経皮拡張気管切開前のリスク評価の方法は？

A 必ず超音波で頸部をスキャンし，正確な気管切開部位と血管走行の確認を行うべきです（図9）。

経皮法は，外科的気道切開の経験がなくても，比較的簡便に手技を施行することが可能で，外科医以外にも敷居が低い手技と言えます。ただし，気管切開部位を誤認したり，頸部の血管を損傷し大出血につながる可能性もあります。穿刺前には，必ず超音波で頸部をスキャンし，正確な気管切開部位と血管走行の確認を行うべきです。また，皮膚から気管までの距離を知るのも重要です[11]。気管切開予定部位に血管があったり，気管までの距離が遠いようであれば，外科的気管切開への変更を検討しましょう。

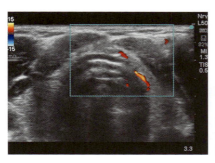

図9 気管切開前の頸部のプレスキャン
前頸部には甲状腺動脈や前頸静脈などの血管があり，手技前には血管損傷の危険性も検討しておくべきである。

AQ12 超音波ガイド下経皮拡張気管切開を行う際，長軸像，短軸像，どちらがよいですか？

A 気管正中の確認には短軸像を用い，その後，ガイドワイヤー挿入の確認時に長軸像を用います。

経皮拡張気管切開の際，気管正中にガイドワイヤーが挿入されるのが理想的です。長軸像では正中かどうかの確認が困難であることがあるため，気管正中の確認には短軸像を用い，その後，ガイドワイヤーの挿入の確認時に長軸像を用います。ただし，超音波ガイド下の経皮拡張気管切開でも，困難症例での合併症発生率は33％と報告されており，慎重を期す必要があります[12]。また，針の刺入角度が皮膚に対して垂直に近くなるためガイドワイヤーの観察が困難なこともあります。

AQ13 挿管確認で見るべき像はどこですか？

A 胸骨切痕直上で気管横断面を描出しましょう。

気管内にチューブがあれば，人工的な局面をもつ2本の平行曲線として気管チューブは描出されます（double line）。一方，食道挿管であれば，気管が2つあるような画像（double trachea sign）が描出され，簡単に気管挿管と判別できます[13]。小児では，甲状軟骨を介してチューブを観察することもあります。

（秋吉 浩三郎）

文献

1. Japanese Society of Anesthesiologists. JSA airway management guideline 2014: to improve the safety of induction of anesthesia. J Anesth. 2014；28：482-93.
2. Bair AE, Chima R. The inaccuracy of using landmark techniques for cricothyroid membrane identification: a comparison of three techniques. Acad Emerg Med. 2015；22：908-14.
3. You-Ten KE, Desai D, Postonogova T, et al. Accuracy of conventional digital palpation and ultrasound of the cricothyroid membrane in obese women in labour. Anaesthesia. 2015；70：1230-4.
4. 日本麻酔科学会．麻酔関連偶発症例調査 第3次調査および第4次初期調査結果（2009年～2010年および2011年）．< https://nsas.anesth.or.jp/App/Datura/pdf/r20100301.pdf > 2017.4.28
5. Kristensen MS, Teoh WH, Rudolph SS, et al. A randomised cross-over comparison of the transverse and longitudinal techniques for ultrasound-guided

identification of the cricothyroid membrane in morbidly obese subjects. Anaesthesia. 2016 ; 71 : 675-83.
6. Campbell M, Shanahan H, Ash S, et al. The accuracy of locating the cricothyroid membrane by palpation-an intergender study. BMC Anesthesiol. 2014 ; 14 : 108-14.
7. Frerk C, Mitchell VS, McNarry AF, et al. Difficult Airway Society 2015 guidelines for management of unanticipated difficult intubation in adults. Br J Anaesth. 2015 ; 115 : 827-48.
8. McCormick B, Manara AR. Mortality from percutaneous dilatational tracheostomy. A report of three cases. Anaesthesia. 2005 ; 60 : 490-5.
9. Andruszkiewicz P, Wojtczak J, Wroblewski L, et al. Ultrasound evaluation of the impact of cricoid pressure versus novel 'paralaryngeal pressure' on anteroposterior oesophageal diameter. Anaesthesia. 2016 ; 71 : 1024-9.
10. Woo JW, Park I, Choe JH, et al. Comparison of ultrasound frequency in laryngeal ultrasound for vocal cord evaluation. Surgery. 2017 ; 161 : 1108-12.
11. Kristensen MS, Teoh WH, Graumann O, et al. Ultrasonography for clinical decision-making and intervention in airway management : from the mouth to the lungs and pleurae. Insights Imaging. 2014 ; 5 : 253-79.
12. Siddiqui N, Arzola C, Friedman Z, et al. Ultrasound improves cricothyrotomy success in cadavers with poorly defined neck anatomy : a randomized control trial. Anesthesiology. 2015 ; 123 : 1033-41.
13. Chou HC, Chong KM, Sim SS, et al. Real-time tracheal ultrasonography for confirmation of endotracheal tube placement during cardiopulmonary resuscitation. Resuscitation. 2013 ; 84 : 1708-12.

B 肺コース

肺コースの目的

　肺は非常に多くの空気を含んだ臓器であり，肺実質を超音波で直接見ることは難しい。しかし，周辺の組織構造物，すなわち，胸筋，肋間筋，肋骨，脊椎，臓側・壁側胸膜や横隔膜は超音波で描出できる。また，正常所見ならではのアーチファクト（多重反射など）もいくつか存在する。そして，肺は胸水や間質内水分量が増加することによって超音波での可視化が可能となっていく特殊な臓器である。

　受講生は，まず正常成人モデルを用いて正常胸郭の構造物，胸膜・横隔膜の動き，胸膜によるアーチファクトの動きや存在などについて学ぶ。そして病的所見に関しては，これら正常肺でのエコー所見がどのように変化をしていくのかを学習し，point-of-care として活用できるようにモデルにプローブを当てながら習得するのが本ワークショップ（WS）の目的である。

　ただし，モデルでは当然，正常所見しか見ることができない。したがって，病的肺の画像を提示する場合は「このモデルの，この zone にリニア型（コンベックス型）プローブを当てた場合，このような画像が見られました。この病態は何でしょう？」と，インストラクターがタブレット端末などを用いて異常画像を受講生へ提示するといったスタイルをとる。

標準プログラム

　本 WS に先立ち受講生には事前学習として，インターネット上の E-learning を受講してもらう。このプログラムは ABCD sonography が提携しているデンマークの USabcd[1]によって提供されている E-learning をもとに翻訳，一部改変したものが中心である[2]*1。E-learning は内容も多岐にわたり，設問数も多いが大変充実したコンテンツとなっている。一通り解くことによっ

て，WS 当日は実技を中心とした「真のワークショップ」として学習することが可能となる。

■WS を申し込む

http://abcd-sonography.org/ から，Basic LUNG コースを確認する（日本ではまだ Advanced コースは英語の E-learning コースのみで，WS 併用はない）。希望の日程や開催地を決めたら，申し込み手続きを行う。その後，事務局より E-learning 用のアクセス方法やパスコードが送られ，事前学習が開始可能となる。

■E-learning を受講する

内容はプレテスト，E-learning，ポストテストなどで構成されて，かなりのボリュームがある。すべて終わらせるには約 4 時間かかるので，WS 当日より数日前から開始することをおすすめする。

　まずプレテストを受験する。時間制限はないが問題数も多く，筆者は当初 70% 程度の正答率だった記憶がある。その後，本格的に E-learning を進めていく。全 9 章，合計 161 枚のスライドから構成され，単元ごとにまとめられている。また，各章にはまとめテストがあり，学習の熟達度がわかる。E-learning はいつでも中断・再開が可能である。

　E-learning の終了後はポストテストを受験し，プレテストに比べどの程度スコアが上がったかが把握できる。

　E-learning は WS 開始日の 1 か月前から学習が可能で，受講後も 6 か月間はアクセスが有効である。したがって，復習のために何回も E-learning を受けることが可能である。

■WS プログラム

実際の WS では，通常 4 つのワークステーションが設定され，受講者はステーション当たり 4 名の計 16 名である。コースディレクター，チーフイン

---

*1 USabcd のホームページでは，「Get access to this e-learning 45.00€」ボタンより，WS を受講せずとも E-learning のみの受講も可能である。ただし WS と合わせて受講する場合は，必ず ABCD sonography 経由で申し込んでいただきたい。また，超音波ガイド下末梢血管確保の E-learning などは，ABCD sonography のインストラクターらにより翻訳された日本語版が無料で公開されている。

ストラクターに加えて，インストラクターとアシスタントは各ステーションに1名ずつ配置されるのが標準である．始めるに先立ちインストラクターや受講生の自己紹介，簡単なエコー歴などを述べたあと，E-learning のおさらいとしての講義から始まる．

■ WS の構成

講義は E-learning の内容を軽くおさらいする程度で通常2コマある．1コマ目は正常所見，2コマ目は異常所見についての復習である．それぞれの講義が終わるごとに，実際にモデルにプローブを当てるハンズオントレーニング（HOT）を行う．HOT1 は正常所見，HOT2 は異常所見が中心となる．WS の流れとしては，講義（HOT1），実習（HOT1），講義（HOT2），実習（HOT2）となり，基礎を一通り学んだあとに，応用編としてシナリオトレーニング（4～6症例）を行う．

シナリオトレーニングでは，最初に患者背景がスライドで提示される．各グループで1名の受講生が実際に超音波検査を行う．受講生は，大まかな鑑別診断を考えつつ，実際に見たい zone からモデルにプローブを当てる．正常成人モデルでの再現が難しい画像などはインストラクターがタブレット端末を用いて，各 zone に応じた病的画像を見せる．病歴および超音波検査から得られた情報をもとに受講生に診断してもらい，受講生全員でディスカッ

● Basic LUNG スケジュールの一例（肺エコー診断の基本，気道エコー併催の場合）

9：00～		受付開始
9：30～9：35	5分	イントロダクション
9：35～10：00	15分	HOT1 講義（ノボロジー，正常成人モデルでの基本画像描出）
10：00～10：30	30分	HOT1
10：30～10：50	20分	HOT2 講義（HOT1 の復習と病的所見）
10：50～11：30	40分	HOT2
11：30～12：20	50分	HOT3（シナリオトレーニング）
12：20～13：20	60分	食事（共催セミナーの場合もあり）
13：20～13：30	10分	休憩
13：30～13：50	20分	HOT4 Airway 講義（ノボロジー，正常成人モデルでの基本画像描出）
13：50～14：20	30分	HOT4
14：20～14：30	10分	まとめ

ションを行う。最後にインストラクターからのデブリーフィングを行うといった流れになっている。

通常のBasic LUNG WSは午前または午後のおおよそ3時間程度で終了する。最近は，HOT4としてAirwayを取り入れていることが多く，昼食などを挟み5時間を超えるコースとなることが多い。

講義のポイント

■ HOT1 についての講義

各プローブの特徴やオリエンテーションマーカーについて，つまみ（ノブ）の操作について簡単にレクチャーし，肺エコー正常所見についてE-learningの内容を復習する。ここでは簡単に流れを述べるので，詳細はPart 1 3章の「肺エコー」を参照していただきたい。

● プローブの選定

HOTで主に用いるリニア型，コンベックス型，セクター型プローブの特徴，周波数，得意とする対象・組織などについて解説する。

● プローブの持ち方

ペンを握るようにしてプローブの下から握るペンホールド式やラケットやドライバーを握るようなグリップ（スクリュードライバー）式などについて解説する。

● オリエンテーションインジケーター（OI）とオリエンテーションマーカー（OM）

初学者にはわかりにくい重要な項目なので，WSでは何度も確認，強調する。OIは超音波画面上のマークで，肺エコーなどpoint-of-careでは左側に位置するのを標準とする（経胸壁心エコーのセクター型プローブでは右側），丸印やメーカーのロゴなどで表記されている（図1-左上）。OMはプローブについているマーカーで突起などがついて判別しやすくなっている。

● プローブの当て方（図1-右）

肺エコーの場合，画像はCTと同じ向きになるように表示する[3]。画面上のOIが左の場合は矢状断面では左が頭側，横断面では左が右側となる。すなわち，OMは時計でいう9～12時の間を動く（図1-右）。この項目も，WSでは必ず意識してもらう。

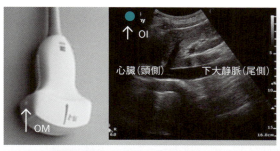
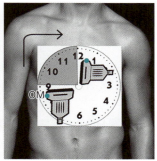
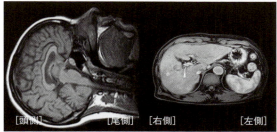

図1　オリエンテーションインジケーター（OI）とオリエンテーションマーカー（OM）
プローブ上のマークがOM，画面上左にある●がOIを表す（左上）。原則CT（MRI）に準ずるので矢状断面の場合，頭側が左，横断面では画面左が患者の右側となる。したがってOIが左にある場合はOMは患者頭を12時とした場合，9時から12時の間で動かすこととなる（矢印黒）。

- **プローブの操作方法**

　プローブの動かし方について，ローテーション（回転），スライド（平行移動），チルトアップ・ダウン（OMと垂直方向に傾ける），ロッキング（OMと平行に傾ける）などについて説明し，WS中はこれら用語を用いて受講生に指示を与える。

- **ノボロジー knobology**

　装置のつまみ＝すなわち，knobに由来する単語である。簡単に言うとゲイン，深度，フォーカス，モードの切り替えを指す。実際のWSではメーカー協力のもと行われ，操作方法を各メーカーの担当者が説明を行う場合もある。

- **肺エコー（Basic）での正常所見について**

　以下の6項目を学ぶ。
　① bat sign（図2）[4〜6]
　② lung sliding（図3）[4〜6]
　③ lung pulse：臓側胸膜に心臓の拍動が伝わり胸膜が動く現象である。lung

sliding と異なり，脈拍に胸膜の動きが一致するので心電図やパルスオキシメータなどとリズムが一致する。
④ seashore sign (barcode sign)[5] (図4)
⑤ comet tail artifact と B-line (図5)
⑥ curtain sign (図6-左)[6, 7]

■HOT 2 についての講義
胸水，気胸，間質症候群の3つの病態を常に考える。HOT1 で見られた正

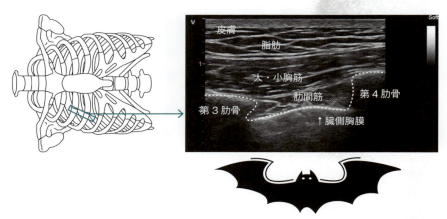

図2 bat sign
第3肋間にリニア型プローブで矢状断像を描出。肋骨骨膜と胸膜のライン（白破線）をつなげるとコウモリのように見えることからこの名がついた。

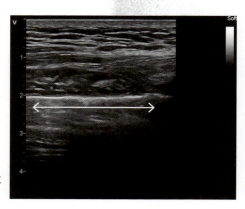

図3 lung sliding
臓側胸膜が呼吸に合わせて左右に動く。

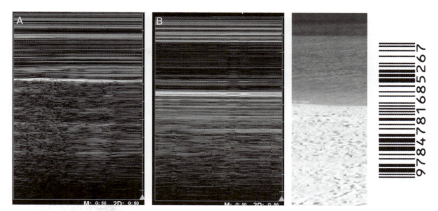

図4 seashore sign
bat sign が描出できたところで M モードに変える。胸膜の上が波のように，下が砂浜に見えることから seashore sign と呼ばれている（A）。呼吸停止や気胸などで肺が動かなくなった場合はすべて「波」のように見え barcode sign と呼ばれる（B）。

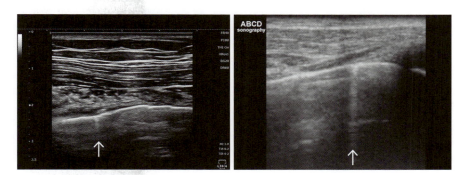

図5 comet tail artifact と B-line
胸膜面の不整などで生じる多重反射の一種で通常数 mm 程度の長さである（左）。一方，画面の深部まで減衰しない縦線のアーチファクトは，肺内水分量増加の可能性があり B-line と命名される（右）。1本では病的意義が少なく，通常1肋間につき3本以上から間質症候群が疑われる[6, 7]。

常所見に変化が現れるのが，この3種類の病態である。以下に病態とその際に見られるサインを示す。

● 胸水

curtain sign と spine sign（図6-右）を確認する。

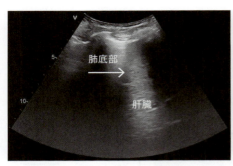 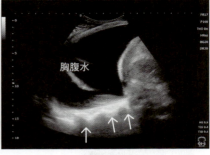

図6　curtain sign と spine sign
患者が深呼吸をすると吸気時に肺底部が左から右へと映り込み，実質臓器（肝臓）があたかも→方向からカーテンに覆い隠されるような映像が見られる（左図）。胸水などがあると肺底部が広がらず，このサインは見づらくなる。代わりに胸腹水を通じて上位胸椎（矢印）が見やすくなる。これをspine sign という（右図）。

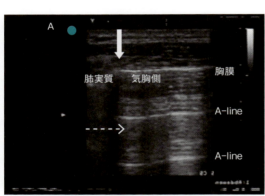 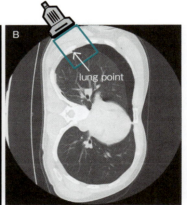

図7　lung point（白矢印）
白矢印左側に肺実質あり，右側が気胸側である（A）。呼吸のリズムに合わせて吸気時に左側からlung sliding が見え（白破線矢印），右側の A-line を覆い隠す。気胸の確定診断となる。B は CT像でのイメージ。白矢印に CT 上の lung point を示す。

●気胸
気胸の重症度分類は，肺の虚脱が鎖骨上の場合「軽症」，鎖骨下が「中等度」，完全虚脱が「重度」である[8]。また，気胸の確定診断に欠かせない像が lung point である。図 7-A の矢印の左側では，肺実質が見える。図 7-A の矢印の右側では肺実質画像が見られなくなり，胸膜の多重反射のみ，すなわち

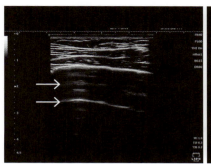 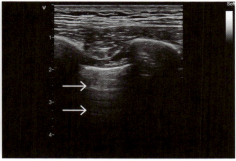

図 8　A-line
正常でも見られる場合がある（右図）が，気胸だと comet tail もなく，より強調して見える（左図）。
背側（zone 3～4）を含むすべての zone で見られた場合は重度の気胸が疑われる。

> **MEMO　気胸の重症度分類[8]と lung point**
>
> 気胸は I～III 度に分類され，虚脱が鎖骨の上か下かで，I 度と II 度に分類される。III 度は完全虚脱であり，肺エコーで lung point を観察することができない。

A-line（図 8）しか見ることができない。この境界を lung point といい，これが見られれば気胸の確定診断をつけることができる[7]（**MEMO**）。特に軽症の場合は，occult pneumothorax[6] と言われ，X 線では診断できず，CT で初めてわかることがあり，この名が付いている。

● 間質症候群

single, multiple, fused B-line, focal, diffuse B-line（肺炎と肺水腫のエコー所見の違い）を確認する（図 9）。

HOT のポイント

■ HOT1

モデルは正常成人である。したがって，正常所見しか描出できない。
　まずは，講義でレクチャーした正常時にみられる所見を，受講生全員が描出できるように実践する。また，プローブの持ち方，動かし方，OM/OI などのオリエンテーション，zone の境界確認，プローブの使い分けと深度，

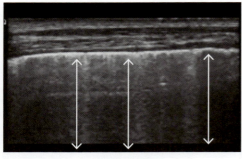 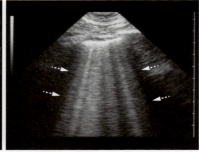

図 9　multiple と fused B-line
左図はリニア型プローブによる multiple B-lines（矢印）。右図はコンベックス型プローブによる fused B-line（破線矢印）。どちらもレーザービームが拡散するような画像を示す。間質症候群の重症度と B-line 本数が比例する場合がある。また zone も局所（focal）とびまん性（diffuse）があり，前者が肺炎，後者が肺水腫とそれぞれ病態が違う。

写りやすい組織なども含めて HOT を行う。受講生全員が全種類のプローブを用いることは時間的に難しい。受講生一人当たり1, 2種類ほどのプローブを各 zone に当ててもらい，分解能の違いや深度などを比較してもらう。

■HOT2

まずは HOT1 で使っていないプローブや zone を中心に HOT1 の復習を行う。次に気胸，胸水，間質症候群の場合，どのような所見がどの zone で描出しやすいかなどを呈示する。モデルができることは呼吸を止めることのみである。したがって，lung sliding 消失や barcode sign は意図的に描出できるが，他の所見は実際に描出できない。そのため各病態で，個々の zone でどのような異常画像が描出されるかを，タブレット端末で静止画や動画を見せてシミュレーションを用いたレクチャーを行う。例えば「zone 3 で spine sign が出た場合はどのような病態を考えますか？」などの質問を織り交ぜ，臨床に直結するような学習を行う。

■HOT3

最後に応用問題として，シナリオトレーニングを行う。症例は6つ，実際の救急外来や ICU で遭遇する可能性が高い疾患を選択して行われる。まず，患者背景を提示する。次に受講生が鑑別診断を挙げて，プローブを選択し，肺エコーを開始する。異常所見は，やはりタブレット端末の画像を見せるこ

とが中心となる。シナリオの進行に際して、プローブやzoneの選択は受講生が自ら行い、個々の症例にあった優先順位をつけて進めていく。診断までの時間もスキルの一部と考え、評価の対象となる。取り上げる症例は基本的には典型的症例に絞っており、診断に迷うような複合的な症例はない。

■ HOT4
眼球エコーや深部静脈血栓は別章を参照していただきたい。

初学者が困るポイント FAQ

BQ1 スキャンzoneの境界の目安はどうなっていますか？

A 前面は左右それぞれ4つのzoneに分けられます（図10）。
境界の目安は乳頭および前腋窩線です。右側は時計回りに、左側は反時計回りに中心から外側へzoneの番号が付いています。仰臥位ではzone 2は肝臓が重なることに注意します。

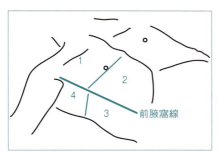

図10 スキャンzoneについて
目安：乳頭と前腋窩線にラインを引き、右側の場合は時計回りに左側なら反時計回りにナンバリングする。

BQ2 実際にどのような順番でスクリーニングすべきですか？

A 気胸はzone 1, 2から、胸水や間質症候群は重力の関係で背側が描出しやすいです。
気胸はzone 1, 2から行います。まず長軸方向でスキャンし、さっと見て怪しいところでは肋間に沿ってプローブを内側から外側へと滑らせていきます。気胸初期では第2〜3肋間での描出しやすいので、まずはそこを検索してみ

ます。lung pointは気胸が重症になるに従い，より外側・背側になります（図7参照）。したがって，場合によっては患側を上にした側臥位が検索しやすいです。

　胸水や間質症候群は重力の関係で背側が描出しやすいです。したがって，仰臥位にして zone 3，4 から検査をするのが望ましいです。胸水は大量になるほど簡単に描出できます。

BQ3　ゲインはどのように決めますか？

A 一般に反射が強いもの，例えば胸膜ならゲインを高くしすぎると見づらくなります。

部屋が明るい場合も同様です。反射の弱い胸水（spine sign）ならゲインを下げ気味にしたほうが見やすいです。いずれにしても目標とする組織や反射の度合いによって画像を見ながら微調整を行います。肺エコーでは胸膜は高輝度に白く，音響陰影は無エコーで黒くするのが目安です。

BQ4　プローブはどれが最適ですか？

A zone 1，2 はリニア型，zone 3，4 はコンベックス型，セクター型が見やすいです。

心エコーでセクター型を使っていた場合は，そのまま zone 1 から 4 まで検索してもよいですが，特に前胸部は画像が粗くなり，リニア型に比べて画質が著しく低下します。プローブの切り替え時間が気になるようなら最初からコンベックス型やマイクロコンベックス型を使うのも一法です。

BQ5　気胸の重症度は判断できますか？

A できます。

軽症なら前胸部，中等度なら前腋窩線付近に lung point が見つかりますが，重症ならプローブを背側に回しても見つからないことが多いです（図7-A）。したがって，lung point が背側になるほど重症度が高いといえます。

BQ6　lung point と紛らわしい所見は？

A 肝臓です。

特に肥満患者は内臓脂肪により肝臓が上部へとシフトしています。肺底部が肝臓前面に入り込むことによって，あたかも lung point のように写ること

があります。ただし，肝臓は肝実質が超音波で描出されるので，A-line がはっきり写る気胸の画像とは鑑別が可能です。ゲインを高くして確認しましょう。

BQ7 spine sign の検索がうまくいきません。コツを教えてください。

A 解剖をイメージして椎体方向，やや天井側に超音波ビームを振ると描出しやすいです。

あまりプローブを背側にずらしすぎると写りません。ただし，左側から見ると肝臓に比べて脾臓はかなり小さく，胃内容（空気など）もあるので，より背側に振らないと，横隔膜面そのものが描出できなくなります。

BQ8 超音波ガイド下に胸腔穿刺キットを挿入するコツを教えてください。

A 胸水の場合と気胸の場合では対応が異なります。

胸水の場合は，側方からスキャンを行い，最も厚みがある部位を探すのが最も安全です。状況が許せば，患者を半坐位などとして，胸水を狭い範囲に集めることが重要です。プローブと穿刺針が平行だと針の描出は困難となるため，胸水の厚みを計測して許容される穿刺深度をあらかじめ把握しておくと，肺実質の損傷を予防できるでしょう。なお，胸水の厚い部位を探すあまり穿刺肋間が下がってしまうと，時に腹腔経由で胸腔に挿入することがあり，注意が必要です。

気胸の場合，超音波ガイド下に穿刺するのはバイタルサインなどから気胸が相応の重症度であることが予想され，かつ X 線などで確認できない切迫した状況にかぎります。空気の層は少しでも存在すれば厚みにかかわらず，みな同じ所見が得られます。さらに，超音波ガイド下といってもひとたび穿刺針が空気の中に進入すれば，針の観察は不可能です。このように，X 線や CT などで確認ができない場合，気胸の浅い部分の穿刺は，常にさらなる肺損傷の危険を伴います。

まず lung point を探し出し，気胸部分の広がりを探り当てます。軽症なら鎖骨中線の第 2〜3 肋間で中等度なら第 5 肋間の中腋窩線をドレーン留置の位置とします。もし，吸気時に lung point が重なる場合は，より腹側へと穿刺部位を上げます。肋骨上縁からの穿刺は血管や神経の走行を避けることができますが，鎖骨中線の第 2〜3 肋間は肋骨上縁にも肋間動脈分枝が走行している場合がありますので，肋間中央での穿刺がおすすめです[9]。念の

ため,カラードプラで動静脈がないことを確認してください。また,皮膚から臓側胸膜の距離を超音波で目安をつけておくと,より安全に穿刺できます。X線,CTで部位の目安をつけ,実際の穿刺前に確かに気胸があると確認するのも一法です。

BQ9 胸膜の癒着はどう判断できますか？気胸との鑑別は？

A 胸膜癒着は,そこに肺実質があるので comet tail や B-line が見える場合があります。

ただし,胸膜癒着が厚く輝度が高い場合は,反射が強く見えづらいことがあります。また,lung sliding は癒着していると動きにくいので,見られないことがあります。心臓の拍動,すなわち,lung pulse は見られことがありますが,重度の癒着や胸水の存在があれば,見えないこともあります。

〈小高 光晴〉

● 文献

1. Usabcd＜http://usabcd.org/＞
2. Basic Lung Ultrasound（JPN）＜http://usabcd.org/node/406＞
3. Moore CL, Copel JA. Point-of-care ultrasonography. N Engl J Med. 2011；364：749-57.
4. Lichtenstein DA. Lung ultrasound in the critically ill. Ann Intensive Care. 2014；4：1.
5. Lichtenstein D. Lung ultrasound in the critically ill. Curr Opin Crit Care. 2014；20：315-22.
6. Lichtenstein DA, Mezière G, Lascols N. et al. Ultrasound diagnosis of occult pneumothorax. Crit Care Med. 2005；33：1231-8.
7. Lichtenstein DA, Mezière GA. Relevance of lung ultrasound in the diagnosis of acute respiratory failure: the BLUE protocol. Chest. 2008；134：117-25.
8. 日本気胸・嚢胞性肺疾患学会編. 気胸・嚢胞性肺疾患 規約・用語・ガイドライン 2009年版. 東京：金原出版, 2009.
9. 菊池功次, 澤藤 誠, 田島淳志編. 臨床に役に立つ気胸の診断と治療. 東京：克誠堂出版, 2015: 25.

心臓コース

心臓コースの目的

　集中治療領域や麻酔管理において，患者が突然ショックに陥った場合など，血行動態のすみやかな評価が必要となった際に，さまざまな臨床所見や検査データに加えて心エコーを迅速に行えることは病態の解釈や診断のための重要なスキルの1つとなりつつある．本ワークショップ（WS）では，循環器科医や超音波専門技師が行う詳細な診断的心エコーとは異なり，明らかに病的な所見を短時間に探す目的指向型のFATE（focus assessed transthoracic echo）プロトコルを学習することで，より素早くより正確に血行動態の把握ができるようになることが期待される．

　WSにおいて強調していることは，①基本viewの描出と適正化ができるようになること，②シナリオを用いた目的指向型FATEの理解，である．特に，定性評価や定量評価までを目標とした場合には正確な画像の描出が不可欠であることから，ハンズオントレーニング（HOT）において基本viewの描出を繰り返し確認する．

標準プログラム

　実際のWSでは通常4つのワークステーションが設定され，受講者はステーション当たり4名の計16名である．コースディレクター，チーフインストラクターに加えて，インストラクターとアシスタントは各ステーションに1名ずつ配置されるのが標準である．受講生がプローブを手に持ってしっかりと画像を描出できるように，講義は短くHOTに十分な時間を割いたプログラムとなっている．

●当日のスケジュール例

9:00〜9:15	15分	イントロダクション
9:15〜9:30	15分	HOT1 講義
9:30〜10:45	75分	HOT1（画像の適正化，基本 view の習得）
10:45〜10:50	5分	休憩
10:50〜11:05	15分	HOT2 講義
11:05〜12:05	60分	HOT2〔HOT1 繰り返し，Pos.2 の M モード（MAPSE/TAPSE），Extended view（IVC）〕
12:05〜13:55	110分	昼食
13:55〜14:10	15分	HOT3 講義
14:10〜15:10	60分	HOT3〔HOT1〜2 繰り返し，Pos.3 の M モード（LV，MSS，Ao，LA），〔Extended view（IVC）〕
15:10〜15:20	10分	休憩
15:20〜15:35	15分	HOT4 講義
15:35〜16:05	30分	HOT4（シナリオトレーニング，ディスカッション）
16:05〜16:15	10分	講評，まとめ

講義の概要

　FATE の基本 view 描出に主眼をおいた HOT を始めるにあたり，事前の E-learning で学習した内容のなかで重要な部分，特に WS 中の共通言語となる4つの Position と，各 Position において推奨されるプローブの持ち方（図1）やプローブ操作がローテート，チルト，スライドの3つで構成されることを再確認する。また，プローブ上のオリエンテーションマーカー（OM）と経胸壁心エコーのルールとされる描出画像右のオリエンテーションインジケーター（OI）の認識も重要な基本事項である。

HOT のポイント

■HOT1 のポイント

　まず使用する超音波装置のノボロジーに関連して，画像の適正化に必要なゲインや深さ，フォーカスなどの操作方法を確認する。次に，プローブを手にとる際には以下の4つの基本事項を確認する。

　1. どの Position（1，2，3，4）か？
　2. 各 Position における画像の描出に際してプローブをどう持てばよいか？

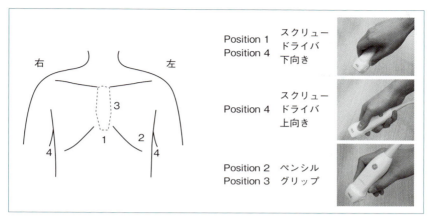

図1 4つのPosition（1〜4）と推奨されるプローブの持ち方

 3. 各 Position において，OM をどの方向に向けるべきか？
 4. 画面にはどのような画像が描出されると予想されるか？

● Position 1：心窩部四腔像

 モデルは仰臥位とする。OM は患者の左側に向けてプローブを剣状突起直下の腹部正中よりやや右側に当て，左肩方向に超音波ビームを向けるが，反時計回りに 20°程度のローテーションすると見やすくなる場合がある。肝臓を通して心臓の四腔を描出することになり，深度を調整することで心尖部までとらえることができる。また，僧帽弁，三尖弁，心房中隔，心室中隔の動きや心囊液貯留の有無もおおまかに観察できる。吸気で呼吸を止めてもらうことで約半数の患者で画像が改善する。

 さらに右房を見失わないように徐々にプローブを立てていき，OM を頭側にローテートすると右房につながる下大静脈の長軸像が観察される（図2）。

● Position 2：心尖部四腔像

 モデルは仰臥位とするが，45〜90°程度の左側臥位により心臓が胸壁に近づくことで描出画像が改善する。OM は患者の左側に向けて，プローブは心尖拍動を認める部位に当てる。心窩部四腔像より心臓がプローブに近いため，より明瞭に四腔それぞれのサイズや両房室弁，右室，左室の動きがわかる。心室中隔が垂直となり，両心房が十分描出できる深度に調整する。左室と右室の大きさのバランス調整にはローテート操作が有用である。また，心囊液貯留の有無も必ず確認する。さらにわずかなチルト操作で五腔像（プローブ

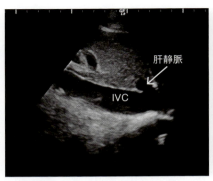 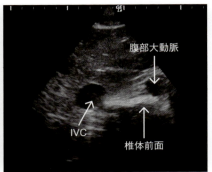

図2　IVC 長軸像（左）と短軸像（右）

の tail を下げる）または冠静脈洞（tail を上げる）を含む画像も得られる。一般的に呼気で画像が改善することが多い。

- Position 3：傍胸骨左室長軸像

モデルは仰臥位だが，通常 90°の左側臥位が画像を改善する。OM は患者の右肩に向けて，プローブを胸骨左縁（第 3 または第 4 肋間）に当て，プローブの tail を少し右肩方向に向けて傾ける。心臓の軸と平行に断面を切ると大動脈-大動脈弁から僧帽弁，左室長軸像が描出できる。通常，左室心尖部は画面に写らず，左室乳頭筋が描出されない左室内が大きく描出される画像が理想である。

- Position 3：傍胸骨左室短軸像

モデルは仰臥位だが，通常 90°の左側臥位が画像を改善する。プローブは長軸像から約 90°ローテートさせて短軸像を得て，チルト操作などで左室が画面の中心に位置するようにする。さらに胸壁上でプローブの tail が右肩方向に向くように約 30°傾ける（この際，プローブ接地面が皮膚から少し浮いてしまうため，ゼリーを十分使用する）。2 つの乳頭筋および 3 つの冠動脈に支配される左室の壁運動を観察する。一般的に呼気で画像が改善する。

- Position 4：胸膜 view

モデルは仰臥位とする。プローブを側胸部の肋間に当て，横隔膜の同定を目標とするが，まず右では肝臓と腎臓，左では脾臓と腎臓を描出してから微調整により深部に見える胸膜ラインを描出するとよい。また，吸気時の lung sliding や curtain sign を観察し，肋骨横隔洞でのエコーフリースペースの存在または spine sign が陽性であれば胸水や血胸の存在が示唆される。

Trendelenburg 体位とすることで，胸腔内液体の検出感度が増す．胸水の貯留は時に心機能に大きな影響を及ぼすため，FATE では必ず胸膜を観察すべきポイントとして位置づけている．

■ HOT2 のポイント

受講生は隣のワークステーションに移動し，異なるモデルで基本 view の描出を繰り返し行う．さらに Position 2 の心尖部四腔像では，左室と右室の収縮能の評価としての M モードを用いた MAPSE（僧帽弁輪収縮期移動距離 mitral annular plane systolic excursion）と TAPSE（三尖弁輪収縮期移動距離 tricuspid annular plane excursion）を計測するため，B モードと M モードの切り替えや距離の計測方法を確認する．

　正確な定量評価には適切な画像描出が不可欠であるため，適切な心尖部四腔像を描出したうえで M モードのカーソルラインを側壁側の僧帽弁輪上または三尖弁輪上に合わせて，それぞれの弁輪が移動する距離を計測することで，左室または右室の長軸（心尖部）方向への収縮を評価できる（図 3）．本 WS での正常値は MAPSE 11 mm 以上，TAPSE 16～20 mm とされる．

■ HOT3 のポイント

受講生は，次のワークステーションで基本 view の描出を再度行う．さらに Position 3 の傍胸骨左室長軸像において，M モードを用いた左室拡張末期径，左室収縮末期径，左室駆出率 ejection fraction（EF），大動脈径，左房前後径，MSS（mitral septal separation）の計測を行う．ここでも定量評価には適切

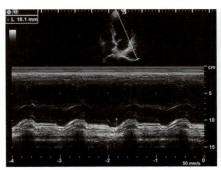 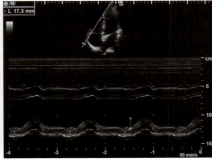

図 3　MAPSE（左）と TAPSE（右）の計測

な画像描出が不可欠であり，特に左室径の計測には斜め切りにならないよう注意が必要である。

Mモードのカーソルラインを心室中隔および後壁と直交するように合わせる。拡張期，収縮期それぞれの時相で心内膜面の中隔側と後壁側をマークし，左室拡張末期径と左室収縮末期径の計測からEFが算出される（図4）。

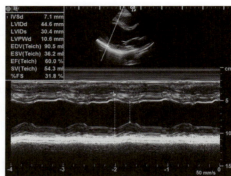

図4　左室径，左室壁厚，左室EFの計測

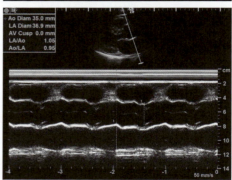

図5　大動脈径と左房径の計測

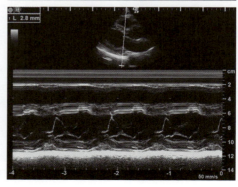

図6　MSSの計測

大動脈径と左房前後径の計測ではMモードのカーソルラインを大動脈と左房壁に直交となるように調整して拡張末期の大動脈径と収縮末期左房径を測定する（図5）。

MSSの計測では，カーソルラインを僧帽弁弁尖に合わせて心室中隔と最も接近した距離を測定する（図6）。

■ HOT4のポイント

いくつかのシナリオを掲示したうえで鑑別診断を頭に思い浮かべながら，心エコーを用いて病的所見を探す目的指向型のシミュレーションを行う。どのPositionから始めてもよいが，時間制限を設けることでより実践に近い感覚を養うことができる。

初学者が困るポイント FAQ

CQ1 心窩部のviewは普段はIVCくらいしか見ませんが，なぜFATEでは重要なのですか？

A 心嚢液貯留の有無などを評価できる臨床上有用なviewの1つと考えています。

心尖部四腔像（Position 2）や傍胸骨左室像（Position 3）の描出に慣れない場合や患者体位が仰臥位に限定されることでそれらの描出が困難な際に，心窩部から四腔像を観察することで，おおまかな左右の心房心室の大きさや収縮能，心嚢液貯留の有無などを評価できる場合が多く，臨床上有用なviewの1つと考えられます。

CQ2 心窩部四腔像がうまく描出できないのですが，体位や呼吸のコツを教えてください

A 吸気で呼吸を止めてもらうことで約半数の患者で画像が改善します。

また，膝を立ててもらうと腹直筋の緊張がとれてプローブを押し当てやすくなり，画像が改善する場合があります。

CQ3 胃の空気で心窩部が観察できません。どうすればいいですか？

A 人工呼吸中であれば胃管を用いて胃内の空気を吸引しましょう。

それが困難な場合は他のviewの描出を試みることが重要です。

CQ4 IVC の呼吸性変動の数値にはさまざまな解釈がありますが，どれを信じたらよいですか？

A IVC 径および吸気（sniffing）時の IVC 径変化率は右房圧と相関するとされています。

表1に示す American Echocardiography Society（ASE）と European Association of Cardiovascuar Imaging のガイドライン[1]に記載されている数値が広く用いられています。右房との境界から約2cm または肝静脈合流部の約1cm 遠位の IVC 径を長軸像で測定することが多いですが，過小評価とならないために短軸像の確認も重要です。

表1　IVC 径と推定右房圧

IVC 径 (mm)	吸気（brief sniff）による IVC 径減少率	推定平均右房圧
≦21	>50%	3（0〜5）mmHg
≦21	<50%	8（5〜10）mmHg
>21	>50%	8（5〜10）mmHg
>21	<50%	15（10〜20）mmHg

Lang RM, Badano LP, Mor-Avi V, et al. Recommendations for cardiac chamber quantification by echocardiography in adults: an update from the American Society of Echocardiography and the European Association of Cardiovascular Imaging. J Am Soc Echocardiogr. 2015 ; 28 : 1-39

CQ5 傍胸骨左室像を描出しやすくなる体位や呼吸などのコツは？

A 90°の左側臥位にします。

そうすることで心臓がより胸壁に近づき，また肺が呼吸性に胸壁と心臓の間に入って描出を妨げることが軽減できます。息を吐いたところで呼吸を止めてもらうことも有用です。

CQ6 傍胸骨左室長軸像で中隔や下側壁が同心円状にならず，尻上がりになります。どうすればいいでしょうか？

A プローブをチルトし僧帽弁がプローブ直下付近に来るよう調整してください。

それでも尻上がりになるようなら，描出肋間を1つ上げると改善する場合があります。

CQ7 傍胸骨左室短軸像が楕円状になってしまいます。どうすればいいでしょうか？

A いわゆる"斜め切り"になっている可能性があります。

チルトをかけて左室内腔が正円にできるだけ近くように調整するか，再度，長軸像を描出してプローブの位置を確認してみてください。

CQ8 傍胸骨左室長軸像で見える心室壁は下側壁ですが，なぜ後壁と呼ばれるのでしょうか？

A 臨床の現場では両方の名称が混在しているため，どちらが，正しいということはありません。

日本においては，傍胸骨左室長軸像で見える左室壁は心室中隔と後壁という名称が長年使用されてきました。一方で，ASEによる左室壁16分割による命名法では"後壁"ではなく下側壁 infero-lateral という用語が使われています。

CQ9 各 view で見える壁の冠動脈支配を教えてください

A 図7に大まかな冠動脈支配を示します。

ただし，下側壁（後壁）への血流は右冠動脈優位か左回旋枝優位かに個人差があるため，壁運動異常を認めた場合に責任病変を同定することは困難です。

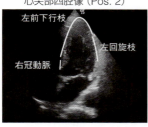
心尖部四腔像（Pos. 2）

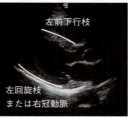
傍胸骨左室長軸像（Pos. 3）

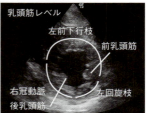
傍胸骨左室短軸像（Pos. 3）

図7 各 view における冠動脈支配

CQ10 MSSの計測で注意すべき点は？

A MSSはEPSS (E-point septal separation) と同じ概念で左室収縮能に相関するとされています。

正常な心収縮能の場合は測定すると僧帽弁前尖が中隔にかなり近接し，計測値が0となる場合があります。また，左室内腔が虚脱傾向にある場合や僧帽弁前尖に器質的な疾患が存在する場合は測定意義が薄くなります。

CQ11 EFの計測で注意すべき点は？
Mモードで行う場合，どこからどこまでの点で計測するのですか？

A MモードでEFを測定する場合は斜め切りにならないように注意が必要です。

左室拡張末期径と左室収縮末期径の計測では，心内膜面をマークする際に出現した超音波の反射信号のプローブ側を境界面とする leading edge 法がよく用いられています。Bモードを用いた計測では内面間の距離 internal diameter を計測する endocardial-cavity interface 法も用いられ，いずれも受け入れられている方法です（図8）。また，乳頭筋などが間欠的に描出される場合などは，Mモードでの計測の際に心内膜面をしっかりと認識することが大切です。

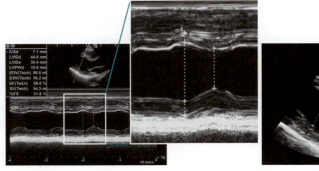
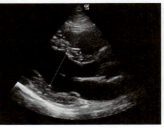

図8　leading edge と internal diameter
Mモードにおいて心室中隔と左室内腔の境界面は，左図の拡大に示すように，ある程度の厚みをもって表示される。その場合は上縁 (leading edge) を計測ポイントとする。右図のBモードでは内面間の距離 (internal diameter) を計測する。

CQ12 心尖部四腔像描出の体位や呼吸などのコツは？

A 45～90°の左側臥位にすることで描出しやすくなります。

この体位を取ると心臓がより胸壁に近づくためです。プローブの tail がベッドに当たる場合は，側臥位の角度を少し浅くしてください。呼吸をコントロールできる場合は，息を吐いたところで呼吸を止めてもらうのも有用です。

CQ13 心尖部をうまくとらえることができません。やせている人，太っている人での違いは？

A 心尖拍動が触れる場所を触診で探してください。

太っている人は心臓が横位となっているため外側にある場合があります。やせている人は逆に立位となっていることがあり，心尖部をとらえることが難しい場合があります。

CQ14 心室中隔が斜めになるのですが，どうしたら垂直に表示できますか？

A 心窩部四腔像（Position 2）では，プローブで左室心尖部を正確にとらえることが重要です。

心尖部をとらえることができれば，プローブ先端位置を変えずにプローブの tail を少し振ってみて，心室中隔が垂直になる方向を見極めてください。

CQ15 四腔像にならず大動脈が見えてしまいますが？

A 心尖部四腔像で大動脈や大動脈弁が見える場合は心臓の胸壁寄りを見ています。

プローブの tail を上げる，わずかなチルト操作を行うと改善します。

CQ16 四腔像にならず冠静脈洞が見えてしまうのですが，どうすればよいでしょうか？

A 心尖部四腔像で左房が見えずに冠静脈洞が見える場合は心臓の背側よりを見ていることになります。

プローブの tail を下げる，わずかなチルト操作を行うと改善します。

CQ17 左房が小さく，きれいな四腔にならないのですが？

A プローブをローテートまたはチルトさせることで左房をより大きく描出できるか試みてください。

1つの操作で改善しなければ，もとに戻して別の操作を行うことが大切で，

複数の操作を 1 度にしないこと，プローブ操作は細かく行うことが重要です。

CQ18 MAPSE，TAPSE とその意義について，また測定の注意点を教えてください

A MAPSE および TAPSE はそれぞれ左室および右室長軸方向の収縮能に相関するとされています。

MAPSE，TAPSE は，心周期における僧帽弁輪または三尖弁輪の心尖部方向への移動距離で表され，測定の際はそれぞれの弁輪部を描出し，移動の方向がプローブに向かうように調整が必要です。MAPSE では左室壁の内方運動をまったく考慮していないので，MAPSE 単独で収縮能を評価することは困難です。

CQ19 傍胸骨左室長軸像から心尖部四腔像への移行を教えてください

A 通常の傍胸骨左室長軸像では左室心尖部は描出されませんが，長軸像を保ったまま心尖部が描出されるように 1～2 肋間下げていくと，左室が逆立ちになっていきます。

その際，僧帽弁と大動脈弁を画面からはずさないように心尖部方向にプローブをずらして，かつ少し見上げるようにプローブの tail を下げながら左室心尖部をとらえたら，プローブのローテーションにより四腔像が描出できます。

CQ20 心窩部四腔像から IVC 像への移行を教えてください

A 心窩部四腔像で右房を確認したら，少しずつプローブを立てていくと右房につながる IVC の短軸像が描出できます。

さらに 90°のローテーションで長軸像が描出できます。いきなり長軸を描出しようとすると，慣れないうちは腹部大動脈（心拍と同期する拍動あり）と間違える可能性があります。右房との連続性に留意する必要があります。

〈瓦口 至孝〉

● 文献

1. Lang RM, Badano LP, Mor-Avi V, et al. Recommendations for cardiac chamber quantification by echocardiography in adults: an update from the American Society of Echocardiography and the European Association of Cardiovascular Imaging. J Am Soc Echocardiogr. 2015 ; 28 : 1-39.

D-1

眼球コース

眼球コースの目的

　眼球コースの目的は2つある。1つは，眼球を介した中枢神経系の生理学的異常の検索で，視神経鞘径測定により頭蓋内圧（ICP）亢進を判断するもの。もう1つは，救急領域における眼外傷の検索である。

　さらに，本コース受講者に持ち帰ってほしい重要な点は，**安易な眼球描出は慎むべき**，という点である。眼球は超音波感受性が高い臓器と位置づけられ，実は日本で使われている超音波装置のほとんど（眼科専用器を除く）は，**眼球描出は禁忌**とされている。テレビドラマなどで眼球の描出シーンが取り上げられたため，気軽に施行しようとする医療者が増えている印象があるが，大変危険である。正しい知識をもったうえでの描出法を覚えることが肝要である（**MEMO 1**）。

　設定の指標には，thermal index（TI）と mechanical index（MI）があり，米国食品医薬品局（FDA）や世界超音波医学学術連合（WFUMB）で，TI＜1.0，MI＜0.23 を1つの指標にしている。このことは講義でも取り上げるが，ハンズオントレーニング（HOT）でも確認してもらう。

　昨今の point-of-care ultrasound の潮流により，現在の禁忌扱いに関してはおそらく各メーカーで適応の取得が進むものと考える。

標準プロブラム

　ワークショップ（WS）では，通常，2〜4のワークステーションが設定され，受講者はステーションあたり4名である。

講義のポイント

　眼球エコーは E-learning がないので，講義では眼球の超音波解剖から行う。

● スケジュールの例【他トピックとの併設コースの場合】

		ステーションA	B	C	D
9:00〜9:10	10分	眼球講義（全体）			
9:10〜9:20	10分	全体講義（頸動脈，あるいは下肢静脈）			
9:20〜9:40	20分	眼球	眼球	他トピック	他トピック
9:40〜10:00	20分	他トピック	他トピック	眼球	眼球

● スケジュールの例【シミュレータ利用する単独コースの場合】

		ステーションA	B	C	D
9:00〜9:10	10分	眼球講義（全体）			
9:10〜9:30	20分	眼球HOT1	眼球HOT1	シミュレータ	シミュレータ
9:30〜9:50	20分	シミュレータ	シミュレータ	眼球HOT1	眼球HOT1

> **MEMO 1 モデルへの配慮**
>
> 眼球エコーでは，時にモデルが眼球の温感を自覚することがある．同一モデルが2セッション連続して眼球描出されることを避けるため，1セッションが終わった時点でステーションごとに描出対象を入れ替えている（眼球から他トピック，モデルからシミュレータ）．シミュレータ使用時は，装置を別ステーションに移動するよりモデルをステーション間で入れ替えるほうが容易なので，そうしている．また，眼球モデルには眼にゼリーが入らないよう，メパッチ®やテガダーム®などを使用することを考慮する．モデルとよく相談のうえ決める．

適切な出力設定（TI＜1.0，MI＜0.23），描出時のコツ，視神経鞘の測定法と解釈について，簡単に説明する．重要なことは，実際の描出に際しては，ゼリーをたっぷり使い，眼球を圧迫しないように手掌をモデルの前頭部でしっかり固定することである．

図1に眼球の超音波解剖を示す．表面から角膜（高輝度），前房（無エコー），虹彩（高輝度），水晶体（表面高輝度），硝子体（無エコー）が観察できる．眼底側で高輝度の陰影が再び観察され，網膜・脈絡膜などが描出されるが層構造を区別できないことも多い．眼底側に黄斑，視神経乳頭があり，低輝度〜無エコーで中枢側に伸びる帯状の構造物が視神経となる．

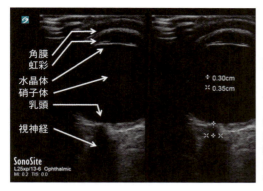

図1　眼球の解剖と視神経鞘の計測
リニア型プローブによる観察。左下にメーカーロゴ，プローブのタイプ（L25xp），プリセット（Ophthalmic）およびMI値，TIS（Sはsoft tissueの意）が示されている。眼球用設定で，かつ数値も問題ないことが確認できる。右は視神経鞘計測。乳頭部から3mm中枢側で横径を測定する。

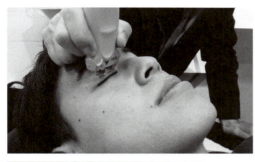

図2　プローブの当て方
必ず手掌を額に当てる。手を浮かせたり，反対（足側）からアプローチしたりすると，眼球に思わぬ圧迫が加わることがあり，危険である。

HOTのポイント

■HOT1

WSでは人体でのHOTは1つしかないので，全員が時間内に描出するため，検者と機器操作を行うノボロジー担当者を決めて，時計回りまたは反時計回りなど，順番を決め，効率よくローテーションしたい。

　まず，超音波装置の設定を確認。ノボロジーはフリーズと距離計測を使う程度である。プローブにゼリーを"たっぷり"乗せて上眼瞼に当てる感触を確かめる。プローブが直接眼瞼に触れると圧迫により迷走神経反射の誘発や，眼球そのものに外力が加わってしまう。プローブはゼリー上に乗っているイメージで描出する。

　眼球を圧迫しないためには，座っての描出が適している。検者の座る位置も重要である。図2のように，右利きの検者なら患者の左側に座り，額に手根部を当ててfootprintとして手を固定し安定させる。こうすることで，指先でプローブをしっかり把持しつつも，微細な動きを調整しながら眼球を

観察できる。

　眼球全体をスキャンし，眼底から低輝度・紡錘状の陰影として観察される視神経を探し，フリーズ後，計測を行う。各受講者の計測値をメモするなどして値のばらつきがないかも確認したい。スムーズに進行して時間が許せば，縦断，横断の2つを実施できる場合もある。

■ HOT2 のポイント

シミュレータを使用する場合は HOT2 となる。最初にシミュレータの特徴を確認してから，パソコンベースで専用トランスデューサの傾きを利用して眼球内を観察する。解剖構造をよく観察し，構造物が正しく並んでいるか，外側から順に角膜，毛様体，水晶体とそれを包む前囊，後囊，硝子体，網膜，乳頭，視神経をざっとスキャンする。レンズの位置異常や低輝度であるはずの硝子体内に高輝度構造物（出血や異物を示唆）がないか，あるいは連続した線状陰影（網膜剥離）などがないかをチェックして診断を行い，答え合わせをする。左右を比較することも重要なポイントになるため，可能なかぎり

> **MEMO 2** ワークショップで利用するシミュレータの例：Sonosim（図3）
>
> Sonosim は，インターネット環境があれば利用できる超音波シミュレータである。アカウント登録して使用料を払うことでパソコンと専用のトランスデューサが入手できる。人形や人体上に専用トランスデューサを当てて操作することで，実際にスキャンしているかのような臨場感を体験できる。描出所見はインターネット環境を介したコンテンツへのアクセスで行われるので，オフラインでの使用はできない。
>
> 　眼球に関しては，視神経鞘の拡大をはじめ，眼内異物やレンズ脱臼などの外傷事例が12例含まれ（発刊時点），その簡単な病歴を表示したあとに描出し，所見の解釈を行う。まだ英語版しかなく，受講者の理解に時間がかかると描出時間が短くなるので，筆者は症例を選び，独自に患者背景を日本語で提供して描出時間を最大限確保している。
>
> 　なお，パソコン本体はインストラクターが操作することになる。このとき，パソコンの操作を単独で行ってくれるアシスタントがいれば，パソコンの画面を超音波装置に入力でき，実際にエコー描出しているような臨場感を演出することもできる。

ABCD sonographyワークショップ Part 3

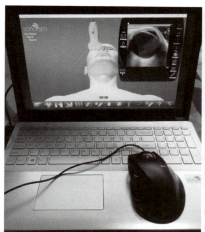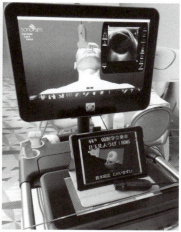

図3 Sonosim による眼球エコー
左：Sonosim のパソコン。画面の右上に描出像が表示される。
右：Sonosim 画面を超音波装置に出力している。筆者はあらかじめ症例を選んでタブレット端末上で症例提示や解説を行い，時間の節約を心掛けている。

インストラクターの皆さんへ

シミュレータ使用時は，電源タップの準備も忘れずに。また，Sonosim を使用する際は，通信速度がインターネット環境に左右される。症例提示や左右の切り替えに時間がとられないか，事前に開催会場の通信環境をチェックすることも必要。

左右の所見を得る（**MEMO 2**）。

初学者が困るポイント FAQ

DQ1 眼球用のプローブは何が適していますか？

A 眼球は小さく，深さは 5cm 程度で観察できるため，リニア型プローブが適切です。
　セクター型は経頭蓋ドプラ用が眼球経由で利用できますが，眼球自体の観察

247

には最適とはいえません。また，視神経鞘径を計測する場合，セクター型だと深部が拡大されるため誤差も大きくなります。

DQ2 なぜ眼球は一般装置では禁忌になっているのでしょう？

A 眼球は超音波感受性が高いと考えられており，超音波による熱エネルギーや機械的エネルギーを受けやすいためです。

FDA では胎児よりも厳しい基準を設けています。

DQ3 原則を守らない場合，具体的にはどんな不都合が生じるのでしょうか？

A 熱エネルギーは組織を温めますので，被検者は眼球の温感を訴える場合があります。

機械的エネルギーは超音波による組織振動で気泡ができ（cavitation），その気泡が破裂する際に周囲の組織にダメージを与えます。このため MI 値，TI 値で出力の制限があります

DQ4 これまでに眼球エコーに関する合併症の報告はありますか？

A 合併症報告が出るようであれば大変危険な問題です。

ウサギの目を用いた動物実験で，温熱効果は組織温の上昇で実証されています。cavitation に関しては，組織切片を顕微鏡で見たものの実証はされていません。しかし，添付文書で禁忌とされているものを利用して副作用が生じた場合，当然，使用した医師の責任が問われることを理解すべきです。

DQ5 ALARA の原則とは何ですか？

A もともと放射線用語で，As Low As Reasonably Achievable（目的を達成するために必要最低限）で，というものです。

眼球エコーでも同じことがいえます。超音波検査はじっくり時間をかけるものではありません。短時間で必要な所見を得ることが合計エネルギー量の減少につながります

DQ6 TI，MI の値を覚えるのが大変ですが…

A 使用する超音波装置に眼球用設定があれば問題ありませんが，ない場合は出力を下げる調整が必要ですから，確実に覚えましょう。

TI＜1.0，MI＜0.23 の順で，「ティッシュ 1 枚，マイおにーさん」です。

DQ7 視神経鞘の太さの基準値はどうなっていますか？

A 視神経鞘径の評価に関しては論文が数多くあり，わずかにカットオフ値が異なります（表1）。

計測対象がミリメートル単位であることを考えると，成人では 6 mm 以上は異常（＞頭蓋内圧 20 cmH$_2$O）であると判断するのが妥当と思われます。

表1　文献一覧

論文発行年	著者名	被検者数	カットオフ値
2003	Blaivas	35	5.0 mm
2007	Geeraerts	31	5.9 mm
2008	Kimberly	15	5.0 mm
2008	Soldatos	32	5.7 mm
2008	Geeraerts	37	5.9 mm
2009	Moretti	53	5.2 mm
2009	Moretti	63	5.2 mm
2011	Bauele	10	5.8 mm
2011	Rajajee	65	4.8 mm
2011	Strumwasser	10	6.0 mm
2012	Amini	50	5.5 mm

PubMed にて 2003～2014 年の文献を検索

DQ8 顔面外傷で眼球を見る場合に気をつけることは？

A 眼球への圧迫を限りなくゼロに近づけることです。

例えば，眼球破裂などでは圧迫により硝子体成分など内容物が眼球外に押し出されるリスクがあります。「ゼリーに触れて皮膚に触れない」を常に心掛けましょう。

DQ9 リニア型プローブでは曲面状をしている眼瞼部にうまくフィットしません

A 繰り返しになりますが，皮膚に当てるのではなく，ゼリーに乗せるような繊細な操作を目指しましょう。

あるいは，水を入れた手袋などの緩衝材を介して描出するのも手です。

（鈴木 昭広）

D-2 頸動脈コース

頸動脈コースの目的

ABCD sonography では，大学や病院を会場として開催する場合には，比較的自由に時間設定をできることから，基本となる FLUS (focused lung ultrasound) に追加して気道，眼球，下肢静脈，頸動脈エコーなどを行う試みをしている。横浜市立大学大学院医学研究科 生体制御・麻酔科学（当院）で今までに開催した例を提示したいと思う。

point-of-care としての頸動脈エコーは術前に施行し，重大疾患をルールアウトすることが主題なので，細かい計測までは必要としない。20 分のハンズオントレーニング (HOT) での習得目標は，スクリーニングとして頸動脈の短軸像・長軸像の描出手技の習得，内膜中膜複合体厚 (IMT) の計測である。

講義のポイント

眼球コースと頸動脈コースは，それぞれ 10 分間の講義を行う。HOT は 4

● スケジュールの例（気道コースと併催）

9:00〜12:00	180 分	FLUS	
12:00〜12:45	45 分	休憩	
12:45〜13:00	15 分	気道エコー講義	
13:00〜14:00	60 分	気道 HOT	
14:00〜14:10	10 分	眼球エコー講義	
14:10〜14:20	10 分	頸動脈エコー講義	
14:20〜14:40	20 分	眼球 HOT	頸動脈 HOT
14:40〜15:00	20 分	頸動脈 HOT	眼球 HOT

名2組ごとに眼球エコーと頸動脈エコーを20分入れ替え制で行う。

　頸動脈エコーはE-learningがなく，自身で施行している麻酔科医もごく少数である。受講者のほぼ全員が初心者である。しかし，麻酔科医は頸部のエコーは中心静脈カテーテルの挿入で慣れているといる利点がある。解剖学的な位置関係は理解が習熟しており，スムーズに進行することが多い。

　まず，短軸像を描出し，おおまかな拡張や蛇行，プラークの有無を，頭尾方向にプローブをスライドさせて確認する。これを頸部の前方・側方の2方向から行う（頸部をプローブが2往復する）。内頸動脈と外頸動脈の判別は位置関係やカラードプラを使用し拡張期成分の少ないほうが外頸動脈であると確認する。次に，長軸像を描出し，より詳細な観察をする。特にプラークのできやすい分岐部の描出は短軸像で位置関係を意識していないと難しいため，少しコツがいる。

　長軸像の描出ができたら，最後にIMTの計測をする。プローブを操作する時間は1人5分ほどに限られるが，スクリーニングとしての頸動脈エコーを経験するには十分である。ただし，HOTでは正常成人モデルで練習をするため，スクリーニングとしての技術を確立するには，自身で繰り返し施行する必要がある〔Part 17章「頸動脈エコー」参照〕。

さらなるレベルアップのために

　当院ではFATE（focus assessed transthoracic echo），FLUSを受講すると，横浜市立大学術前スクリーニングエコーのOPUS（Outpatient Perioperative UltraSound）〔Part 2 症例11参照〕の受講資格が得られる。OPUSでは，FATE，FLUS，気道，頸動脈の復習に加え，下肢静脈エコーを学習する。OPUSを受講すると，計3日間の受講日数でpoint-of-care，術前スクリーニングに必要な超音波検査の手技は一通り習得できたことになる。

　また年に数回，ブタを用いた気道穿刺・気管切開のHOTを行っている。末梢神経ブロックのHOTや人工呼吸器シミュレーションなど，さまざまな企画とコラボレーションしながら，緊急気道確保のトレーニングも行っている。気道エコーの習得と実際の気道穿刺・切開手技の両者のトレーニングを定期的に行うことで，それぞれの知識・手技のブラッシュアップが可能になる。

　超音波検査自体は低侵襲であり，自身でできる練習は繰り返し行い，侵襲的な処置はいざ来る緊急時に備え，手技の練習・復習をさまざまな機会を使って行う必要がある。

（西周　祐美）

索 引

欧 文

A

A-line　29, 192, 225, 229
air bronchogram　126, 127
air-mucosa interface　17, 211
ALARAの原則　165, 248
aliasing　87
antrum　98
Area法　88

B

B-line　29, 30, 127, 146, 154, 192, 223, 226
barcode sign　32, 223
bat sign　28, 145, 222
Bモード　4, 147

C

cavitation　248
CCE (critical care echocardiography)　42
　　Advance ——　55
　　Basic ——　56
comet tail artifact　29, 30, 223
consolidation　34, 127, 128
COPD　129
cricoid pressure　212

CTルール　8, 83
curtain sign　35, 224, 234

D

double line　22, 214
double trachea sign　24, 112, 214
DVT　181
dynamic air bronchogram　34, 128
D-ダイマー　181

E

ECST (European Carotide Surgery Trial) 法　88
EDチューブ　103
endocardial-cavity interface法　240
extravascular lung water (ELW)　33

F

FATE (focus assessed transthoracic echo)　42, 198, 231
FEEL (focused echocardiography in emergency life support)　42
FLUS (focused lung ultrasound)　198
FOCUS (focused echocardiography)　42
fused B-line　225

253

I

infero-lateral　239
internal diameter　240
interstitial syndrome　33, 34
intima-media complex（IMC）　81
intima-media thickness（IMT）
　84, 85, 89, 252
intracranial pressure（ICP）　163
IVC径　52, 238

K

kissing papillary muscle　138

L

Laryngeal handshake法　210
leading edge法　240
lung point　33, 147, 224, 225, 228, 229
lung pulse　29, 32, 114, 146
lung sliding　29, 30, 114, 127, 146, 191, 222, 234

M

MAPSE（mitral annular plane systolic excursion）　192, 235, 242
mechanical index（MI）　63, 165, 243, 248
milking　70
MSS（mitral septal separation）　235, 240
multiple B-lines　35, 225, 226

Mモード　4, 30, 147, 235

N

NASCET（North American Symptomatic Carotide Endarterectomy Trial）法　88

O

optic nerve sheath diameter（ONSD）　61

P

paralaryngeal pressure　113, 212
PEAS（perioperative evaluation of the airway via sonography）　21
PECSブロック　144
pleural sign　148
power sliding　32

R

region of interest（ROI）　5

S

seashore sign　29, 30, 146, 223
shred sign　128
sonographer　178
sonographic interstinal syndrome　34
Sonosim　246
spine sign　36, 224, 228, 229
spontaneous breathing trial（SBT）　37

stratosphere sign　32, 147

T

TACA technique　22, 210
TAPSE（tricuspid annular plane excursion）　192, 235
thermal index（TI）　63, 165, 243, 248

和　文

あ行

安全性　63, 165

胃エコー　21
　　体幹縦走断面　99
胃管　102
意識障害　165
胃内含有量　21, 100
胃内容物　100
陰圧性肺水腫　190

右心拡大　134
右心負荷　48
右房圧　52

映像記録システム　184
エコーレポート　178

オートゲイン　5
横隔神経麻痺　37
横隔膜　234
　　——エコー　37
　　——厚（Tdi）　37
オリエンテーションインジケーター（OI）　7, 9, 221
オリエンテーションマーカー（OM）　7, 9, 221
折り返し現象（aliasing）　87
音響インピーダンス　13

か行

外頸動脈　86, 252
角膜　244
下肢静脈　67
下肢静脈エコー　183
下肢深部静脈血栓症
　　検索手順　77
　　診断法　76
　　二点圧迫法　75
仮声帯　120, 121, 152
画像保存　184
下側壁　239
下大静脈（IVC）　46, 75, 188
片肺換気　189
片肺挿管　148
カラードプラ　5, 49, 70, 211
　　頸動脈　86
カラー流速レンジ　87
眼圧　193
換気困難　189
眼球エコー　243
　　禁忌　248

索 引

眼球破裂　249
間質症候群　33, 34, 225, 228
冠静脈洞　234, 241
関心領域（ROI）　5

気管後壁穿刺　158, 207
気管支挿管　114, 149
気管挿管　110, 112, 189, 212, 214
気管チューブ　23
気管軟骨　20, 208, 211
気管腕頭動脈瘻　157
気胸　145, 180, 189, 224, 227, 229
　　COPD　130
　　異常所見　32
　　重症度　225, 228
　　診断精度　148
気道　189, 207
　　矢状断　17, 211
気道エコー
　　アーチファクト　16
気道管理　205
気泡　103
逆流ジェット　49, 50
急性呼吸促迫症候群（ARDS）　33
急性肺塞栓　29
教育効果　184
胸骨切痕　212
胸水　223, 228, 229
　　——量　36
胸膜 view　192, 234
胸膜癒着　230
胸膜ライン　234

虚像　14
空気　13
　　音響陰影　103
　　——表面　17
グリップ式　9

経胸壁心エコー（TTE）　41
経食道心エコー（TEE）　41
頸動脈　84
　　狭窄率　88
　　——病変　176
経皮拡張気管切開　213
頸部食道　112
ゲイン　5, 17, 212, 228
血胸　35
血栓　70

高輝度陰影　103
後脛骨静脈　67, 72
虹彩　244
甲状腺腫瘍　190
甲状軟骨　18, 120, 152, 207, 211, 212
コンベックス型　7

さ 行

左室拡張末期径　235
左室過収縮　138
左室駆出率　235
左室収縮能　134, 240
左室収縮不全　140

256

左室収縮末期径　235
左室乳頭筋　234
左心不全　129
嗄声　18, 118, 189
左房前後径　235
産科麻酔　102
三尖弁　233
　　──輪収縮期移動距離（TAPSE）
　192, 235
三尖弁閉鎖不全症　50

時間分解能　5, 6
視神経　166
視神経鞘径（OSND）　193, 249
　　解剖　60
　　カットオフ値　164
　　計測部位　166
膝窩静脈　71
自発呼吸試験（SBT）　37, 153
周波数　6
循環血漿量減少性ショック　138
上気道狭窄　117
上気道閉塞　190
硝子体　244
上腸間膜動脈　188
小児　102
小伏在静脈　71
食道　21, 208
　　──挿管　24, 112, 148, 214
　　　同定　212
ショック　55
　　循環血漿量減少性──　138

心原性──　133
敗血症──　140
閉塞性──　135
心エコー　191
　　下側壁　239
　　後壁　239
　　ショック　55
　　半定量評価　49
心窩部四腔像　46, 191, 233, 237
心原性肺水腫　129
人工呼吸器管理　37, 153
人工呼吸器関連横隔膜障害　37
心雑音　180
心室中隔　233, 241
心尖拍動　241
心尖部四腔像　44, 233, 235
診断精度
　　下肢静脈エコー　68
　　気胸　148
　　肺炎　128
人体への影響　63
深度　6
心内膜　240
心嚢液　233, 237
深部静脈血栓症（DVT）　176, 181
　　下肢──　76, 77
心房中隔　233

水晶体　244
推定右房圧　52, 238
スキャン zone　227
スキャン部位　24, 28, 98

索引

スライド　10

声帯　18, 121, 213
　　正中位固定　119
　　側方アプローチ　120
　　——麻痺　24, 117
声門　212
生理検査室　178
セクター型　7
ゼリー　64, 244
　　細菌汚染　64
前脛骨静脈　74
穿通枝　74
前庭部　98, 188
　　横断面積　101
前房　244

挿管確認　22
挿管困難　189
総頚動脈　85
僧帽弁　233, 234
僧帽弁狭窄症　53
僧帽弁閉鎖不全症　50
僧帽弁輪収縮期移動距離（MAPSE）
　　192, 235

た行

体幹横断面　99
体幹縦走断面　98
大腿動脈　70
大動脈　234, 241
　　——径　235

大動脈弁　234
　　——流速　180
大動脈弁狭窄症（AS）　51, 176, 179, 192
大動脈弁閉鎖不全症　49

超音波装置　182
腸骨静脈　75
チルト　10

テガダーム®　64, 166, 244

頭蓋内圧（ICP）　163

な行

内頚動脈　86, 252
内臓脂肪　228
内膜中膜複合体（IMC）　81
内膜中膜複合体厚（IMT）　84, 85, 89, 252

二点圧迫法　75
尿道カテーテル　94
尿閉　94

熱的作用　165

膿胸　36
ノボロジー　11

は行

肺エコー　23

正常所見　29	胃　98
肺炎　33, 35, 128, 226	下肢静脈　69
肺血管外水分量　33	眼球　245
敗血症性ショック　140	気道　16, 152
肺血栓塞栓症　77	胸水　27
肺高血圧症　51	胸膜　27
肺梗塞　33	頸動脈　81
肺挫傷　33	視神経鞘　61
肺実質　217, 229	心臓　47
肺水腫　33	肺　228
陰圧性──　190	肺実質　27
心原性──　129	膀胱　92
肺塞栓　138	持ち方　9
急性──　29	噴門部　99
パルスドプラ　5	分離肺換気　189
反回神経麻痺　118	
反射率　13	閉塞性ショック　135
	ペンホールド式　9
皮下気腫　28	弁膜症　176
腓骨静脈　67, 72	
腓腹静脈　72	傍胸骨左室短軸像　44, 192, 234,
ヒラメ静脈　67, 73	239
披裂軟骨　119, 121	傍胸骨左室長軸像　42, 191, 235,
	239, 242
フォーカス　6	膀胱
腹部大動脈　188	──三角部　92
プラーク　88	──腫瘍　95
ブラッダースキャン®　92	──容量　93
プリセット　4	**ま行**
フルストマック　188	
プレスキャン　157	無気肺　34, 128, 154
プローブ　6	

索　引

259

メパッテ® 244

網膜中心動脈 62
モザイク信号 51, 87

ら行

リアルタイム超音波ガイド下気管挿管 113
リアルタイム超音波ガイド下穿刺 158

リニア型 6, 213
輪状甲状間膜 19, 22, 152, 208
　　——穿刺 19
輪状甲状靱帯 189, 205
　　触知固定法 210
輪状軟骨 20, 119, 152, 207, 211

連続波ドプラ 5

ローテーション 10

LiSA コレクション
ABCD sonography：
あなたもできる！病態生理の"ナゾ解き"超音波テクニック

定価：本体 4,500 円＋税

2017 年 9 月 25 日発行　第 1 版第 1 刷 ⓒ

編　者　鈴木　昭広，野村　岳志
　　　　（すずき あきひろ）（のむら たけし）

発行者　株式会社 メディカル・サイエンス・インターナショナル
　　　　代表取締役　金子　浩平
　　　　東京都文京区本郷 1-28-36
　　　　郵便番号 113-0033　電話(03)5804-6050

印刷：横山印刷／表紙デザイン：公和図書

ISBN 978-4-89592-899-1　C3047

本書の複製権・翻訳権・上映権・譲渡権・貸与権・公衆送信権（送信可能化権を含む）は，㈱メディカル・サイエンス・インターナショナルが保有します。本書を無断で複製する行為（複写，スキャン，デジタルデータ化など）は，「私的使用のための複製」など著作権法上の限られた例外を除き禁じられています。大学，病院，診療所，企業などにおいて，業務上使用する目的（診療，研究活動を含む）で上記の行為を行うことは，その使用範囲が内部的であっても，私的使用には該当せず，違法です。また私的使用に該当する場合であっても，代行業者等の第三者に依頼して上記の行為を行うことは違法となります。

JCOPY　〈㈳出版者著作権管理機構　委託出版物〉
本書の無断複写は著作権法上での例外を除き禁じられています。複写される場合は，そのつど事前に，㈳出版者著作権管理機構（電話 03-3513-6969，FAX 03-3513-6979，info@jcopy.or.jp）の許諾を得てください。